中华文明探微

展现悠久历史　Embody the long history
探寻中华文明　Explore the Chinese civilization

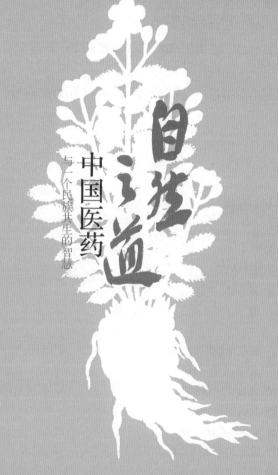

自洁之道

中国医药

与一个民族共生的智慧

Traditional
Chinese Medicine

白　巍　戴和冰　主编

崔锡章　著

北京出版集团公司
北京教育出版社

U0297990

图书在版编目（CIP）数据

自然之道：中国医药 / 崔锡章著. — 北京：北京教育出版社，2013.4

（中华文明探微 / 白巍，戴和冰主编）

ISBN 978-7-5522-1093-4

Ⅰ. ①自… Ⅱ. ①崔… Ⅲ. ①中国医药学—医学史 Ⅳ. ①R-092

中国版本图书馆CIP数据核字（2012）第216184号

中华文明探微

自然之道
中国医药
ZIRAN ZHI DAO

白　巍　戴和冰　主编

崔锡章　著

出　版	北京出版集团公司 北京教育出版社
地　址	北京北三环中路6号
邮　编	100120
网　址	www.bph.com.cn
总发行	北京出版集团公司
经　销	新华书店
印　刷	滨州传媒集团印务有限公司
版印次	2013年4月第1版 2018年11月第4次印刷
开　本	700毫米×960毫米 1/16
印　张	10
字　数	110千字
书　号	ISBN 978-7-5522-1093-4
定　价	36.00元

质量监督电话 010-58572393

总　序

　　时下介绍传统文化的书籍实在很多，大约都是希望通过自己的妙笔让下一代知道过去，了解传统；希望启发人们在纷繁的现代生活中寻找智慧，安顿心灵。学者们能放下身段，走到文化普及的行列里，是件好事。《中华文明探微》书系的作者正是这样一批学养有素的专家。他们整理体现中华民族文化精髓诸多方面，不炫耀材料占有，去除文字的艰涩，深入浅出，使之通俗易懂；打破了以往写史、写教科书的方式，从中国汉字、戏曲、音乐、绘画、园林、建筑、曲艺、医药、传统工艺、武术、服饰、节气、神话、玉器、青铜器、书法、文学、科技等内容庞杂、博大精美、有深厚底蕴的中国传统文化中撷取一个个闪闪的光点，关照承继关系，尤其注重其在现实生活中的生命性，娓娓道来。一张张承载着历史的精美图片与流畅的文字相呼应，直观、具体、形象，把僵硬久远的过去拉到我们眼前。本书系可说是老少皆宜，每位读者从中都会有所收获。阅读本是件美事，读而能静，静而能思，思而能智，赏心悦目，何乐不为？

　　文化是一个民族的血脉和灵魂，是人民的精神家园。文化是一个民族得以不断创新、永续发展的动力。在人类发展的历史中，中华民族的文明是唯一一个连续5000余年而从未中断的古老文明。在漫长的历史进程中，中华民族勤劳善良，不屈不挠，勇于探索；崇尚自然，感受自然，认识自然，与自然和谐相处；在平凡的生活中，积极进取，乐观向上，善待生命；乐于包容，不排斥外来文化，善于吸收、借鉴、改造，使其与本民族文化相融合，兼容并蓄。她的智慧，她的创造力，是世界文明进步史的一部分。在今天，她更以前所未有的新面貌，充满朝气、充满活力地向前迈进，追求和平，追求幸福，勇担责任，充满爱心，显现出中华民族一直以来的达观、平和、爱人、爱天地万物的优秀传统。

什么是传统？传统就是活着的文化。中国的传统文化在数千年的历史中产生、演变，发展到今天，现代人理应薪火相传，不断注入新的生命力，将其延续下去。在实践中前行，在前行中创造历史。厚德载物，自强不息。是为序。

汤一介

序

技精德馨话中医
——一条追寻人类健康的漫长道路

中华民族历史悠久，是世界上最早的文明古国之一，在数千年漫长的历史发展过程中，创造了辉煌灿烂的文化与科学技术，中国医药就是中华民族文化遗产的重要组成部分。《中国医学通史（古代卷）》说："中国医药学的源头历史久远，至少已有170万年之久。从文明的曙光在天幕上辉映亚细亚大地之时，遍及神州大地的簇簇史前文化篝火，由点到面联结起来，形成燎原之势，逐渐地融化在文明时代的光华之中。从此，中国医药学的文明史开始了。"

中国医药学大致经历了以下发展阶段：夏商西周时代，医巫并存，中医学的雏形已经形成；春秋战国之际，医巫分离，中医理论体系基本形成；秦汉时期迎来了发展的第一次高峰，基础医学、药物与方剂学、临床医学都被推向了一个新阶段；三国两晋南北朝为医学全面发展积累了丰富的经验；隋唐时期国家统一，国力强盛，使中国医学进入第二次发展高峰；两宋是中医药学发展的重要时期，基础医学不断深化，临床各科以及养生学、法医学、卫生学、军事医学等都向更广阔的领域开拓，中外医药交流有较大进展；辽夏金元时代是中国医学史上学派争鸣、民族医学奋起的辉煌时期，为中国传统医学注入了新的活力；明代医药学发展出现革新趋势，学派争鸣由博返约，进入新的层次；清代中医药学体系走向完善，医学普及与升华发展并存……

18世纪末19世纪初西医传入中国，西方传教士的到来、西医书籍的翻译、西医学校与医院的建立等等，这一切曾迅猛地冲击中国的传统医学。在与西方医药文化撞击的过程中，中国医药学注意从国外先进文化中汲取有用的东西，不仅出现了对中西医学会通的探索，更显示出自身强大的生命力。

与西方医学不同，中国医药学强调人体自身的统一性、完整性以及人与自然之间的密切关系，通过调整人的整体而达到治疗局部疾病的目的，重在激发人自身的抗病能力，提高人自我痊愈的能力。

中国医药学正以它显著的疗效、浓郁的民族特色、独特的诊疗方法、系统的理论体系、浩瀚的文献史料，屹立于世界医学之林，成为人类医学宝库的共同财富。与此同时，在中国医药学发展的每一个历史时期，都涌现出众多的医学典籍和杰出的医家代表人物，作为这一时期医学发展的见证与说明。

中国医药学最突出的特色就是要求医生德才兼备，具有高尚的医德和精湛的技术。

中国自古以来就有"不为良相，便为良医"的说法，认为治病和治国一样，都能实现让百姓幸福安宁的理想。所以张仲景在《伤寒杂病论》自序中批评当时有些读书人只追逐名利荣势、仰望豪门，不曾"留神医药，精究方术"；孙思邈在《备急千金要方》书中详论"大医精诚"，要求医生要品德高尚；而龚廷贤在《万病回春》书末所附的"医家十要"中有

"存仁心""莫嫉妒""勿重利"三条与医德相关；清人徐大椿更提出"救人心，做不得谋生计"。同时高超与精湛的医术又是实现"治病救人"这一理想的手段。为了提高技艺，历代名医都刻苦钻研前人的著作，从中汲取精华。他们勇于创新，认为古今发生变化，因此"古方新病不相能也"；他们勤于实践，敢于承担责任，在实践中不断提高医术。清人袁枚在给名医徐大椿写传记时曾说："不知艺也者，德之精华也。德之不存，艺于何有？"非常准确地说明了德艺两者之间的关系。

中国医药学是中华文化历史长河的一条支流，它一脉相承，绵延数千年不曾中断，这在世界医学史上也属罕见。

在它流经之处，为我们留下了关于医学起源的古老神奇传说，出现了很多传世名医，在这些人物身上集中了中国人所有的传统美德——智慧、勇敢与牺牲精神；在它流经之处，为我们留下了浩瀚的著作，人们用"汗牛充栋""浩如烟海"来形容它们，这些经典成为我们传承中医、继承中医的宝贵财富；在它流经之处，为我们留下了高超的医药技术——四诊、辨证、针灸等，它们都显示出中医药学独有的技法与特色，让世人瞩目；在它流经之处，为我们留下了数不胜数的名医足迹，每一个足迹都是一部名医传奇，那些"起死回生"的故事讲述着中国医药的神奇治疗效果；在它流经之处，为我们留下了预防疾病的宝贵经验，它注重德、形、神三者结合，无论是养生、保健、美容……中国医药学几乎无所不在，在很多领域发挥着使人健康长寿的作用。中国医药学涵盖面广，涉及的时间空间久远博大，是中华传统文化宝库中最璀璨辉煌的篇章。

中国医药学是古老的，因为它在探寻人类健康的道路上已经走过了几千年的漫长路程，印下了深深的足迹，它为中华民族的繁衍昌盛作出了卓越的贡献，还为我们留下了开掘不尽的宝藏。

中国医药学又是年轻的，作为世界传统医药学的主要代表之一，在人们开始呼唤回归大自然，希望用天然药物和绿色植物来治疗疾病和保健的今天，中国医药学以其成本相对低廉、简便易行、疗效显著等特点在治病、保健、养生、美容等方面发挥着巨大的作用，它正以自己的魅力征服世界，在人类战胜疾病的过程中焕发出青春。

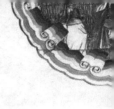
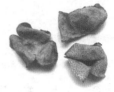
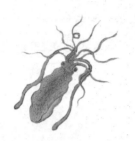

目 录

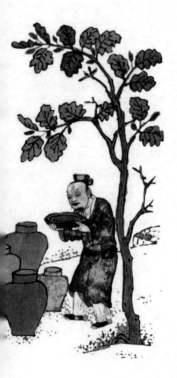

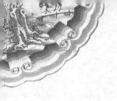

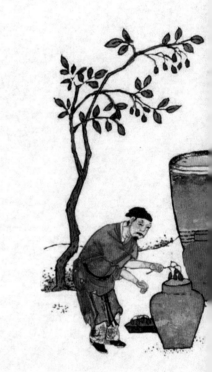

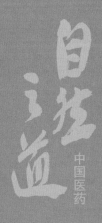

自然之道 中国医药

1

谁发明了中医

▍神话传说探医源

明代俞弁写过一部《续医说》，讲到中医的发明者时说，医学的历史太久远了！推究各种疾病的发生与痊愈道理的人是黄帝，辨别百药性味的人是神农，发明汤液的人是伊尹。这三位圣人，拯救百姓的疾苦，替天地养育人类，他们伟大的功绩必将万世相传！(图1-1)

在远古时代，谁首先发明了中医？是圣人，是巫祝，还是人民的实践活动？虽然各有所据，但神农、黄帝、伊尹却是人们公认的中医药发明者，在他们的身上集中了中国人民所有的传统美德：智慧、

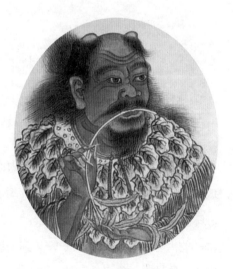

图1-1 神农氏

　　图中是传说中的三位圣人之一，遍尝草药的神农氏。画中的神农氏头生双角，肩披树叶，浓眉大眼，笑容可掬。口中含着草药，正在细细品尝，突出了神农尝百草的神韵，与历史传说中的神农颇为相似。

1

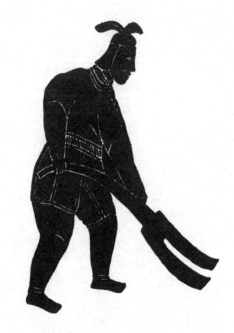

图1-2 神农使用农具

传说神农还是农业的发明者。他发明制作了农具木耒、木耜，并教会人们开垦土地，播种五谷。图中所画就是神农手持木耒来正在进行耕作，反映了当时社会生产由采集、渔、猎向农耕生产发展的情况。

勇敢与牺牲精神。

在中国，关于神农尝百草的神话，流传久远，至今不衰，也最生动感人。神农，也称为"神农氏"，是传说中的"三皇"之一。他本来是中国古代神话传说中农业的发明者，这从他的名字中的"农"字也能看出来。《周易·系辞下》关于神农的记载告诉我们，包牺氏死后，神农氏兴起，用木制作成耜，弯曲树木做成耒，把便利耕地的方法教给天下百姓，使百姓从中获益。《史记·补三皇本纪》也记载神农祭祀百神以后，用一条红褐色的鞭子鞭打草木来区分其是否有毒，亲自尝百草来验证其是否有毒，因此神农就被后世尊为医药之祖了。《述异记》卷下说："太原神釜冈中，有神农尝药之鼎存焉。成阳山中，有神农鞭药处。"《淮南子·修务训》还说，神农"尝百草之滋味，水泉之甘苦，令民知所辟就。当此之时，一日而遇七十毒"，从尝草药的大鼎到打草药的鞭子，又到一日遇毒70次，这些记载内容越来越丰富，也使神农的传说越来越生动。（图1-2）

首先，神农从一开始只有姓名到后来有了明确的相貌：他肩披树叶，头生双角，手捧五谷。甚至传说他玉体玲珑，能见肺肝五脏，因而能化解百毒。（图1-3）

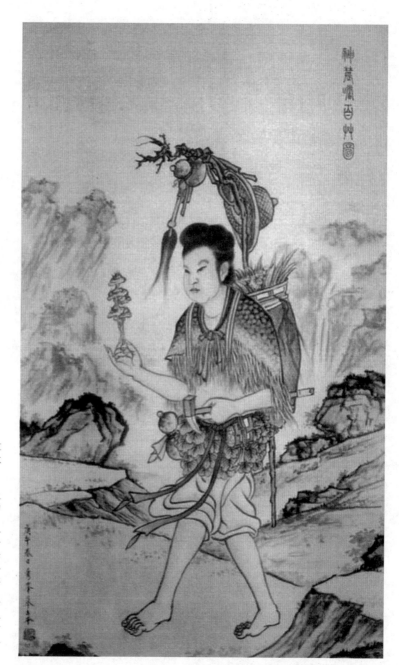

图1-3 《神农尝百草图》，北京中医药大学博物馆（聂鸣/摄）

该画表现的是神农在采药途中的场景。他双目有神，凝神平视。肩披兽皮，腰围树叶，衣带飘曳，下着短裤，赤足露腹。他身背药篓及一长杖，杖首悬挂竹笠、拂尘及葫芦，左手携药锄，右手擎紫芝，行走在山石之间。该图反映出他踏遍青山的辛劳与拯救百姓的伟大精神。

其次，他有了辨别药物的武器，传说他尝百草时，随身带着一只能看到五脏六腑、十二经络，帮助他识别药性的獐鼠，又名"獐狮"。至今民间仍有"药不过獐鼠不灵"之说，也就是说药物不经过獐鼠辨别是不灵验的。

还传说，有一天獐鼠吃了巴豆，腹泻不止。神农氏把它放在一棵青叶树下休息，过了一夜，獐鼠奇迹般地康复了，原来是獐鼠吸吮了青叶树上滴落的露水而解了毒。神农氏摘下青叶树的青叶放进嘴里品尝，顿感神志清爽，觉其甘润止渴，于是神农氏教人们种了这种青叶树，它就是现在的茶树。

所以，民间传唱着这样一首山歌：

茶树本是神农栽，朵朵白花叶间开。

栽时不畏云和雾，长时不怕风雨来。

嫩叶做茶解百毒，每家每户都喜爱。

中国很多地方都留下了神农的足迹，像神农架、望农亭、木城、留香寨……每一处都有一个美丽的传说，每一地都有一个故事。(图1-4)(图1-5)

神农尝出了麦、稻、谷子、高粱、豆类能充饥，就叫臣民把种子带回去，让黎民百姓种植，这就是后来的五谷。

神农尝出了365种草药，写成《神农本草经》，为天下百姓治病。《神农本草经》标志着中国医药学的诞生。后世对它进行注释、补充，形成了众多的本草文献。(图1-6)

（右上）图1-4 神农架，湖北巴东

神农架，据传是华夏始祖、神农炎帝在此搭架采药、疗民疾病的地方。他在此"架木为梯，以助攀缘"，"架木为屋，以避风雨"，最后"架木为坛，跨鹤升天"，故得名神农架。

（右下）图1-5 神农谷，湖南（王俊/摄）

神农谷国家森林公园位于湖南省东南部，罗霄山脉中段，湘赣边境万洋山北段之西北麓。传说神农曾到此采药，留有神农脚印、洗药潭、捣药臼、藏药洞、晒药台等胜迹。

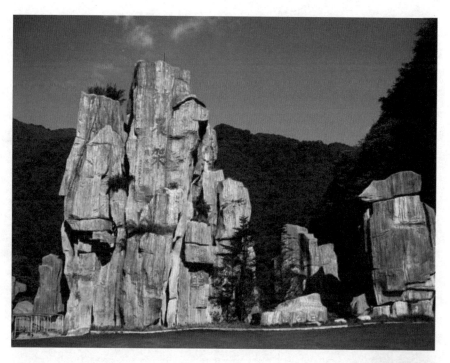

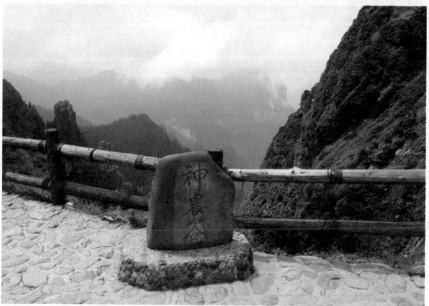

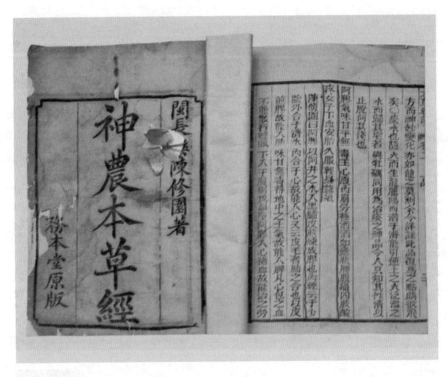

图1-6 《神农本草经》，中国阿胶博物馆（俄国庆/摄）

　　另一位中医的发明者是黄帝，是我国上古时代的五帝之首。《史记·五帝本纪》记载："黄帝者，少典之子，姓公孙，名曰轩辕。生而神灵，弱而能言，幼而徇齐，长而敦敏，成而聪明。"传说他出生几十天就会说话，少年时思维敏捷，青年时敦厚能干，成年后聪明坚毅。他在与蚩尤大战之后平定天下，播种百谷草木，大力发展生产，创造文字，定算数，造兵器，制音律，养桑蚕，创医学等，是中华民族文化的创始者。（图1-7）

　　中医尊奉黄帝为医药的始祖，是因为现有的中医经典著作《黄帝内经》《黄帝八十一难经》等，都是假托黄帝之名而著成。在书中黄帝与他的6位臣子岐伯、雷公、伯高、少俞、少师、鬼臾区等一问一答谈论医道，其中，与岐伯的问答最多，所以后世又把中医称为"岐黄之术"。就在黄帝与这6位臣子的智慧碰撞当中，中医理论的基本思想被阐述出来了。

汤液即汤剂，是中医治病药物的主要剂型之一，传说是商代汤王的宰相伊尹创造发明的。伊尹的事迹在《尚书》《论语》《吕氏春秋》《列子》《楚辞》《孟子》等多种先秦古籍中都有记载。他幼年的时候被寄养在庖人之家，得以学习烹饪之术，长大以后成为精通烹饪的大师，并由烹饪而通治国之道。《资治通鉴》说伊尹："闵生民之疾苦，作《汤液本草》，明寒热温凉之性，酸苦辛甘咸淡之味，轻清浊重，阴阳升降，走十二经络表里之宜。"《甲乙经·序》也说："伊尹以亚圣之才，撰用神农本草，以为汤液。"《汉书·艺文志·经方类》载有"《汤液经法》三十二卷"，据传作者就是伊尹，所以又名《伊尹汤液》。汤液的发明，是中医发展的一次飞跃。汤剂把多种药物杂合在一起，相互作用，促进吸收，降低药物的毒副作用。汤液的发明，标志着方剂的诞生。（图1-8）

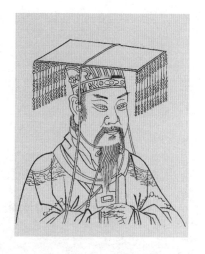

图1-7 黄帝

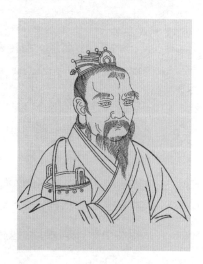

图1-8 伊尹

伊尹，生卒年不详，传说是商朝人氏。相传伊尹在为百姓治病过程中，亲尝百草，中毒无数次，因而从中悟出草药治病的道理。

▍面北祈祷治病的苗父

据《山海经·海内西经》记载："开明东有巫彭、巫抵、巫阳、巫履、巫凡、巫相……皆操不死之药以距之。"西晋郭璞注释说这些人都是神医。《山海经·大荒西经》记载有一座灵山，巫咸、巫即、巫盼、巫彭等十位神巫曾在此采过药。从这些神医的名字上看，都带有"巫"字，所以就有了中医由"巫"发明的说法。（图1-9）（图1-10）

历史学家范文澜先生在他所著的《中国通史》中也说："医学从巫术开始。""最早的医生就是巫师，最早的医治手段就是巫术仪式。"这种提法虽然只是关于中医起源的观点之一，但说明了中医的起源和巫有着密切的联系。

苗父是"医源于巫"中的一个带有神奇色彩的人。苗父，又称弟父。在刘向的《说苑·辨物》里是这样记载他的："吾闻上古之为医者曰苗父，苗父之为医也，以菅为席，以刍为狗，北面而祝，发十言耳，诸扶而来者，举而来者，皆平复如故。"在这段记载中我们可以看出苗父诊治疾病的方法非常奇特。他把一种多年生的草本植物——"菅草"拿来编成席

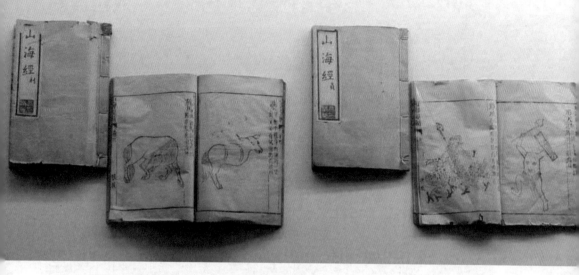

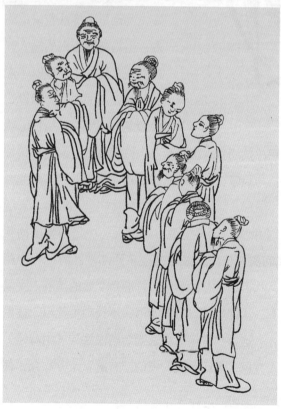

（上）图1-9 （汪本）《山海经》，北京鲁迅博物馆藏（聂鸣/摄）

《山海经》是先秦一部收有民间神话传说的古老著作，具体成书年代及作者不详。它主要记述了古代地理、物产、神话、巫术、宗教等，也包括古史、医药、民俗、民族等方面的内容。《山海经》曾有古图，后在流传中佚失。今图绘于明清，图中所画是传说中的旄马、神兽夔、秋神蓐收和勇武不屈的英雄刑天。

（下）图1-10 十巫，（汪本）《山海经·大荒西经》插图（曾舒丛/摹）

图中的十人就是《山海经·大荒西经》所说的灵山十巫：巫咸、巫即、巫盼、巫彭、巫姑、巫真、巫礼、巫抵、巫谢、巫罗，他们神态各异，举止儒雅，栩栩如生。

9

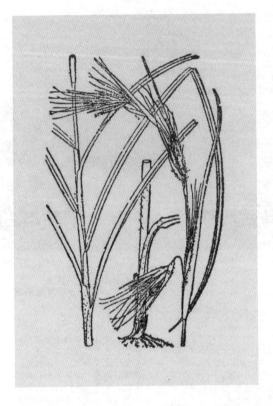

图1-11 菅，《中国植物图鉴》插图

　　菅，多年生草本植物，叶细长，根坚韧，可做箬帚、刷子等。菅除了用于编织，可能还是《神农本草经》里一种名为茅根的中草药。清代目录学家孙星衍通过考据《尔雅》《说文解字》《广雅》等关于茅根的注释发现，菅就是茅根。

子，供病人和自己坐、卧，又用草扎成狗的模样，然后面对北方，口中念念祈祷，每次治病都只念10个字。于是，无论是被搀扶着来的病人，还是被抬着来的病人，都立刻康复如初。他既不像后世医生们那样用"四诊"去诊病，也不像古书记载的名医俞跗那样，治病不用药剂酒剂，镵针砭石，按摩热敷；而是通过按摩人的脑髓，梳理人的膏肓与膈膜，熏灼眼、鼻、口、耳等九窍来疏通经络，使"死人"复活。（图1-11）

　　对于苗父，刘镜如在《中医诗话》里说："苗父……是苗黎族的巫师。"他的很多传说在民间流传广泛。像在苗族东西部地区有"一个药王，身在八方；三千苗药，八百单方"的歌谣。据湘黔交界的苗族人民描述，药王爷是一个周身透明，状如玻璃，有翼能飞，不畏艰难险阻，披星戴月为人民寻找药方的神人。这种"有翅""透明"的说法与《山海经》里记载的"黑水之北，有人有翼，名曰苗民"中的"有翼"十分吻合，都是神话时代苗族先民的特征。（图1-12）

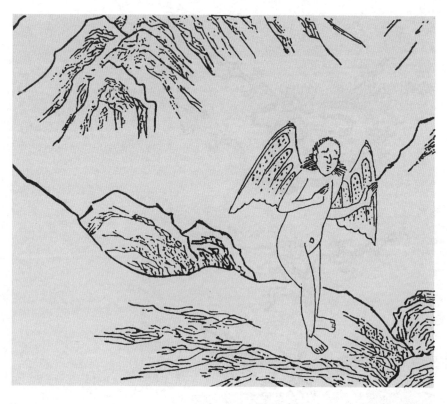

图1-12　苗民，（蒋本）《山海经·大荒北经》插图（曾舒丛/摹）

西晋学者郭璞在其《山海经注》中指出苗民是三苗之民，即神话传说中的三苗部族。三苗部族在尧舜时期因连续战争而衰落。现有学者认为三苗部族与今天的苗瑶民族有渊源关系。

　　苗族医学，是我国历史悠久的民族传统医学之一。它产生于"神农尝百草"的蚩尤九黎时代，在苗族中间也有"神农尝百草""药王传医方""蚩尤传神药"等许多传说故事流传。还有人认为，中文文献所记的"苗父"就是苗族传说中的"药王爷"。

　　范文澜先生在《中国通史》中说："黄炎族掌文化的人叫作史，苗黎族

11

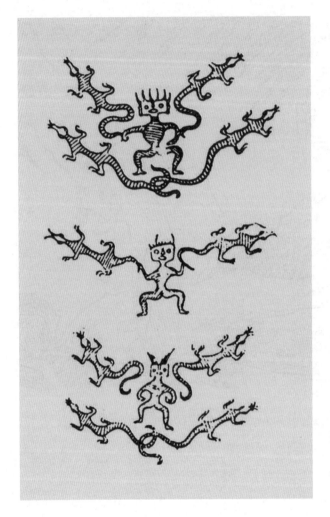

图1-13 巫师图案，拓片，战国刻纹青铜礼器

在春秋战国时期，青铜礼器主要用来祭祀或宴饮。图中青铜礼器上的巫师刻纹可能表明巫师在当时的重要地位。因为古时人们遇到瘟疫或者病灾只能通过祭祀巫师来祛除。

掌文化的人叫作巫。"巫，曾是苗族古老文化、医药的传承者。因此，苗父的生动传说，不仅为我们展现了上古时期广阔的中国历史背景，也为我们探求中国医药起源中"医源于巫"的说法留下了珍贵的资料。（图1-13）

▍ "杏林" "悬壶" 与中医

　　提到中医，人们常常冠以 "杏林" 二字。像 "杏林高手" 是形容中医里技术高明的医生； "杏林弟子" 是称呼学习中医的人； "杏林春暖" 是说中医事业蒸蒸日上向前发展； "誉满杏林" 是赞美在中医界内获得众多的荣誉。人们为什么可以把中医学界称为 "杏林" 呢？这来源于一个古老的传说。

　　据晋代葛洪《神仙传》记载，有一个叫董奉的人，精通医道。他 "居山不种田，日为人治病，亦不取钱。重病愈者，使栽杏五株，轻者一株，如此数年，郁然成林"。后来林中的杏子成熟了，董奉就在杏林中做了一个草仓，告诉人们说，想要买杏，不必通知我，只要把一器皿的谷米放在草仓里面，取走同样多的杏子就可以了。可是有些贪心人，常常留下的谷米少，取走的杏子却多。这时杏林中的老虎就会跑出来大声吼叫追逐他们。（图1-14）贪心人十分害怕，赶快带着杏了逃走。这样杏了是边跑边掉，到家称量一下，杏子还是跟留在草仓里的谷米一样多，没多拿回一点。若有人去偷杏，这时老虎就会一直追他到家里，把他咬死。家人知道他偷了

13

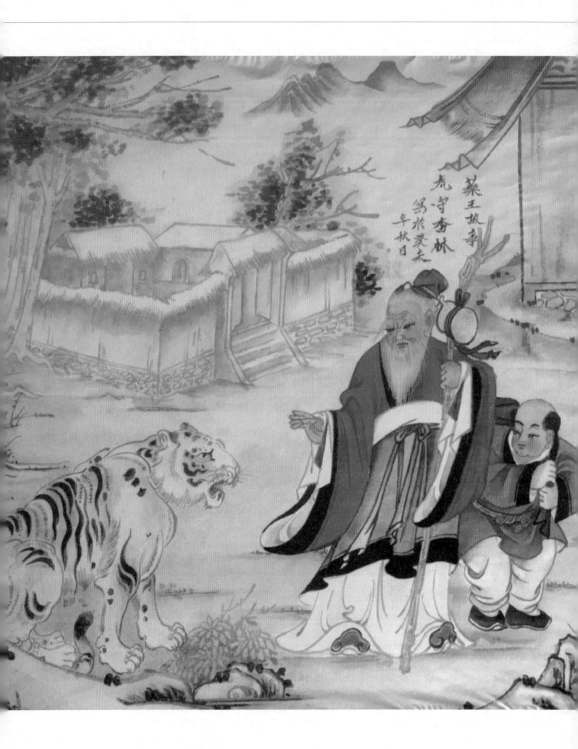

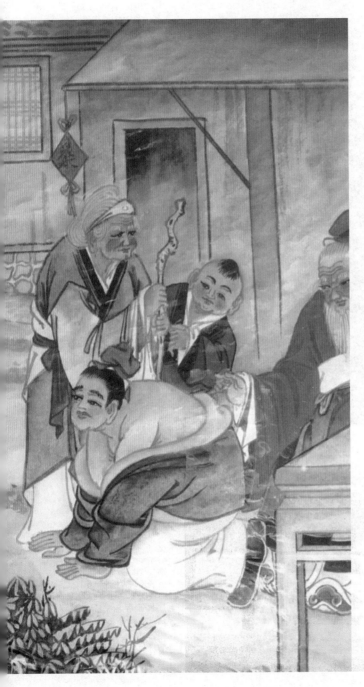

图1-14 《虎守杏林图》，
壁画，河南济源济渎庙
（聂鸣/摄）

　　"虎守杏林"典故
出自董奉虎口取鲠骨的故
事。传说一日傍晚，董奉
行医归来看到有一猛虎卧
于门前低沉哀号，在其张
口之际，董奉望见虎喉有
一巨大的鱼骨，遂至林中
伐一粗竹，锉通竹节，套
在手上，以竹筒伸入虎
口，再用手从虎喉取出鲠
骨，猛虎终得救。为报答
董奉恩德，猛虎自此终日
守护着杏林。

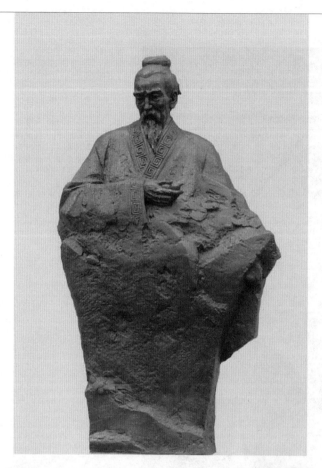

图1-15 董奉，雕塑

　　董奉，字君异。据史料记载董奉生于公元169年，为东汉末年东吴侯官（今福建长乐）人。

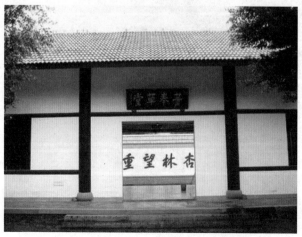

图1-16 董奉草堂，福建省长乐市（张洁/摄）

　　董奉草堂坐落在长乐市古槐镇龙田村董奉山麓。草堂依汉代风格而建，内有杏林始祖展厅、照壁、草堂、南雅堂、百草园等，四周遍植杏树。

16

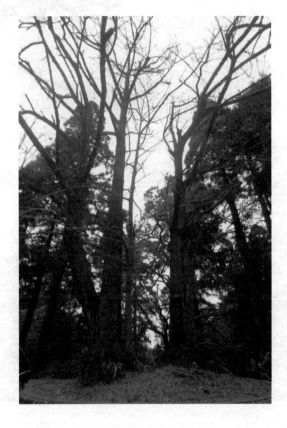

图1-17 杏林，江西九江庐山 （俄国庆/摄）

据说董奉来到庐山后，发现当地山民多因湿邪而致喘喘，湿热、疫毒之患横行。他分析其病是由于庐山原始森林四时气候特点和毒雾瘴气升降变化所致，遂就地取材，用杏为当地山民防病治病。

杏子，就把偷来的杏子送还董奉，叩头谢罪之后，董奉就让被虎咬死的人活过来。董奉每年卖杏得到的谷米并不留给自己，而是用来救济贫困的人和那些出门在外没路费回不了家的人，每年可以救济两万多人。就这样，董奉高超的医术和他不求名利、乐善好施的高尚品德成为千古佳话流传下来。人们把他同当时的华佗、张仲景一起并称为中国历史上建安时期的"三神医"。（图1-15）（图1-16）

董奉的那片郁郁葱葱的杏林代表了中医救人济世的品德与精神，所以至今人们称中医学界为杏林。这有两重意义：一是纪念董奉其人。据传现今江西九江董奉原来行医的地方仍然有杏林存在；在庐山上还有董奉馆；在长乐则有一座山被称为董奉山。二是要传承发扬董奉的精神，使其美德代代相传，成为中医高尚医风的核心。（图1-17）（图1-18）

中医给人看病又叫"悬壶"，酒壶与治病之间有什么关系呢？

据《后汉书·方术列传·费长房传》记载：有个叫费长房的人，曾经

17

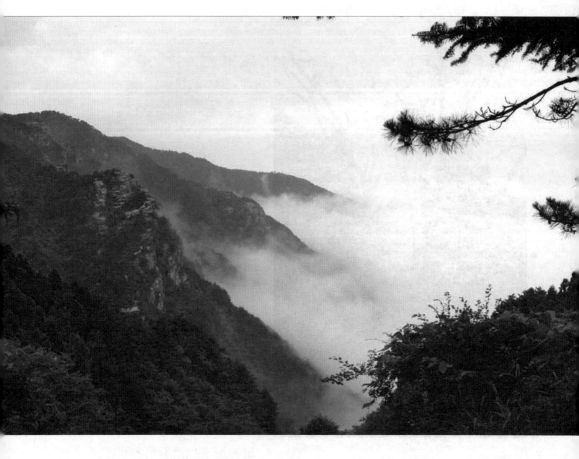

图1-18 庐山，江西九江

东汉末年，董奉在交州一带行医，由于连年战乱，公元207年左右，董奉选择庐山为隐居之地。董奉在庐山的遗迹颇多，董奉馆，是他居住的杏林草堂；伏虎庵，是董奉"虎口取鲠"和"虎守杏林"的遗址；还有后人祭祀的太乙宫、真君庙、太乙观、太乙祥符观等。

做过管理市场的官员。集市里有个卖药的老翁，把一把壶悬挂在街头，等到罢市看完病，就跳到这把壶里。集市上没人看见，只有费长房从楼上看到，觉得非常奇异。于是他就去拜访卖药的老翁，老翁对长房说："你明天再来。"费长房第二天早晨如约前去拜访老翁，老翁便和他一起进入壶中。只见壶里玉堂华丽，美酒佳肴非常丰盛。两人吃饭完毕，又一起从壶中出来，老翁叮嘱费长房不要把这事告诉他人。之后老翁又约费长房在楼上相见并告诉他说："我本是神仙，因为犯了错被罚到人间。现在事情已完，你能够随我一起走吗？你若不去，我愿与你在楼下饮酒相别。"后来费长房随他入深山，老翁为了抚慰他，就教会了他治疗各种疾病。

又传说有壶翁在集市上卖药，绝不许人讨价还价，其治病技术高超，请他看病的人都能痊愈。他告诉病人说："服此药必吐某物，某日当愈。"没有不应其说的。他每日看病收钱数万，都施舍给集市里贫困饥饿受冻之人。因他在诊病卖药之处常悬一壶作为行医的标志，所以人称"壶翁"。不知是否就是这位身怀医技、乐善好施的隐士医者把医术传给费长房，但可看出壶翁、费长房都是东汉时的名医。

壶翁的故事流传很广，以后历代医家行医开业，几乎无不用"悬壶之喜"为贺。又因为"壶"与"葫"音同，所以后世药房也有用葫芦作为幌子的，至今俗话还有"不知葫芦里卖的什么药"的说法。（图1-19）（图1-20）

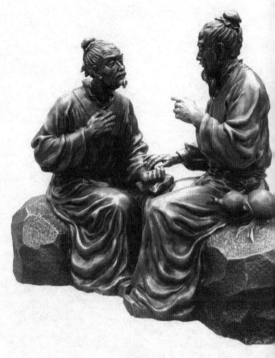

图1-19 "悬壶济世"医者，雕像，广西药用植物园（杨兴斌/摄）

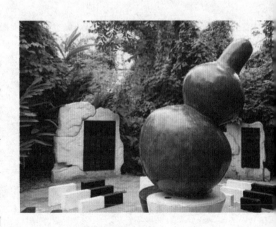

图1-20 "悬壶济世"药葫芦，雕塑，广西药用植物园（王华斌/摄）

自然之道 中国医药

2

中医必念的"经"

▌谈天说地讲医理——《内经》

《内经》是什么书？为什么叫《内经》呢？

《内经》全称《黄帝内经》，是中国最早的一部讲述医学理论的著作，成书大约在战国时期，距今已经有2000多年的历史了。因为我国历史上所有的中医著作在理论方面几乎都是以它为依据的，所以《内经》又被称为中医理论的奠基之作，历代伟大的医学家都从它那里得到了极大的教益。

古人常常把那些具有一定法则或一般必须学习的重要书籍称为"经"，如老子的《道德经》、儒家必读的"六经"，还有大家都知道的浅显易懂的《三字经》等。《内经》之所以称为"经"，就是因为它讲述了中医基本原理，又是学习中医必读的著作。《淮南子·修务训》说："世俗之人多尊古而贱今，故为道者必托之于神农黄帝而后能入说。"因此，在"内经"两字之前又冠以"黄帝"二字，不仅使书显得更加重要，而且还有求本溯源的意思，借以说明我国医药文化发祥很早。

在我国最早的目录学著作《汉书·艺文志》上记载的医经有：《黄帝

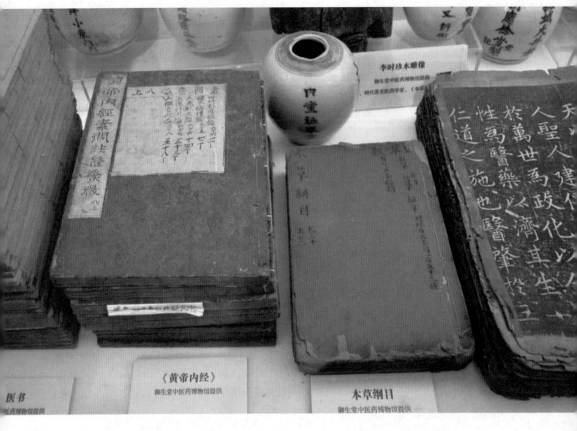

图2-1 《黄帝内经》《本草纲目》等医书，北京御生堂中医博物馆（樊甲山/摄）

内经》18卷，《外经》37卷；《扁鹊内经》9卷，《外经》12卷；《白氏内经》38卷，《外经》36卷；《旁篇》25卷。可见《黄帝外经》是有的，"内"是相对于"外"而言的。只可惜《外经》早已失传，独有《黄帝内经》流传下来。有人认为《内经》是讲人体内在规律的，是一部讲究"内求"的书，使生命健康长寿，要求于"内"。总之，仁者见仁，智者见智，都有自己的考证。但是必须要知道《内经》包括两部分：《素问》9卷81篇和《灵枢》9卷81篇。（图2-1）（图2-2）

22　　《内经》书名虽然古朴简明，文字却典雅古奥，而且通篇有韵，读起

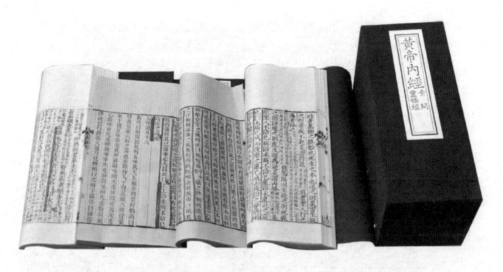

图2-2 《黄帝内经》，中国阿胶博物馆（俄国庆/摄）

《黄帝内经》总结了春秋战国之前的医疗经验和学术理论，对人体解剖、生理、病理及疾病诊断、治疗与预防，作了较为全面的阐述，确立了中医学独特的理论体系。即脏象（包括经络）、病机、诊法和治则四大学说。

来朗朗上口。只不过因为用的是古韵，今天听起来押韵已经不明显了。全书以人的生命为中心，除阐述医理外，还涉及天文学、地理学、心理学、人类学、哲学等等，堪称一部围绕生命问题而展开的百科全书。（图2-3）

《内经》通过黄帝和臣子岐伯等人的问答，论述了人的生理、病理、诊断、治疗、疾病预防等多方面的内容，最精彩之处就是全面论述了人与自然的关系，也就是它所反映的整体观：人体是一个有机的整体，人与自然界具有和谐统一性，这是中医学的灵魂与核心。

黄帝问曰："呜呼远哉！天之道也，如迎浮云，若视深渊，视深渊尚可测，迎浮云莫知其极。"（《素问·六微旨大论篇第六十八》）从字面

23

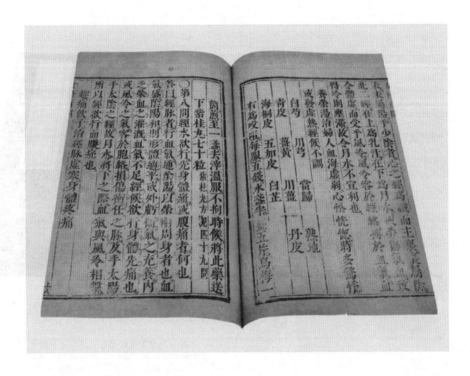

图2-3 《重广补注黄帝内经素问》，明仿宋刻本，中国国家博物馆展品（聂鸣/摄）

此善本为明嘉靖二十九年（1550）武陵顾从德翻宋刻本。《黄帝内经素问》简称《素问》，是现存最早的中医理论著作，相传为黄帝创作，实际非出自一时一人之手，大约成书于春秋战国时期。全书共24卷81篇，内容包括阴阳五行、脏象气血、腧穴针道、病因病机、诊法病证等。

上看全句并没有什么深奥之处，仅用了两个比喻来形容"天之道"，即自然界的规律："如迎浮云"与"若视深渊"。所谓"如迎浮云"，是说自然界的规律就像浮云漂泊合散，变化无穷，很难让人完全了解。而"若视深渊"是说这规律又像深渊那样澄净，能让人测得其深浅；"莫知"把自然界规律的深邃与变化不定表现了出来；"可测"把自然界变化的可掌握性表现了出来，朴素的语言中蕴含着哲理，隐喻出全书的基本思想：人的

疾病虽然多变，但一定会有外在的表现，只要把握时机即可治愈。这就是《内经》对天地自然的看法。（图2-4）

"人与天地相参也，与日月相应也"（《灵枢·岁露论》），人一切正常的生理活动和病理变化都与天地自然息息相关。在这种观念的指导下，《内经》将人与自然紧密地联系在一起。"人以天地之气生，四时之法成"（《素问·宝命全形论》）指出人和自然界的万物一样，是禀受天地之气而生、按照春夏秋冬四时法则而生长的。《素问·四气调神大论》中又说："夫四时阴阳者，万物之根本也。所以圣人春夏养阳，秋冬养阴，以从其根，故与万物沉浮于生长之门。"指出人类应该在春夏养自己

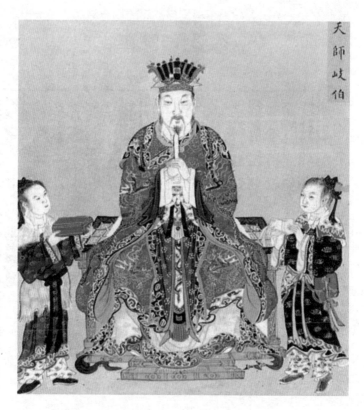

图2-4 岐伯像，《先医神像册》插图

岐伯是我国远古轩辕黄帝时期的重要人物，与黄帝并称为"岐黄"。传说岐伯不仅精于医术脉理，还善观察，懂乐理，能测量日影，才智过人。

的阳气；秋冬养自己的阴气，顺从自然规律。"天有四时五行，以生长收藏，以生寒、暑、燥、湿、风；人有五脏化五气，以生喜、怒、悲、忧、恐。"（《素问·阴阳应象大论》）人生天地之间，必须要依赖天地阴阳二气的运动和滋养才能生存。人体的内环境要与自然界环境协调一致，对自然要有很强的适应性。

在《素问·异法方宜论》中黄帝问了一个令人深思的问题："医之治病也，一病而治各不同，皆愈。何也？"岐伯对曰："地势使然也。"地理环境的不同，造成各地易患不同的疾病，医生根据地域特点，或用砭石，或用灸焫，或用药物，或用九针，或用导引按跷，治法也各不相同。所以提出了"故治不法天之纪，不用地之理，则灾害至矣"（《素问·阴阳应象大论》）。如果不根据自然界的规律治病，就会出现问题，"只有杂合以治，各得其所宜"。（图2-5）

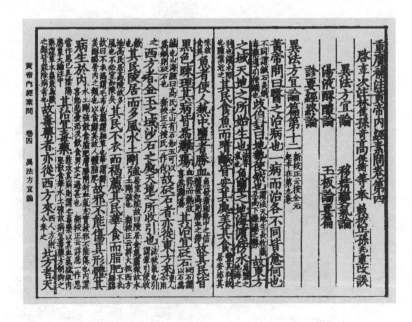

　　图2-5 《素问·异法方宜论》局部

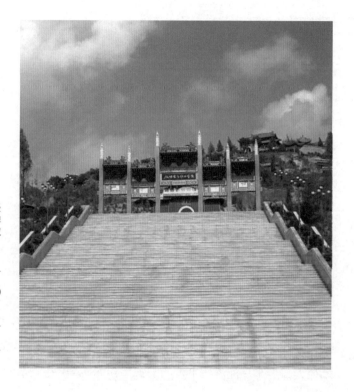

图2-6 《黄帝内经千家碑林》，石刻牌坊，甘肃庆阳市庆城县（唐国增/摄）

该牌坊以"岐黄论医，日月同辉"为主题，由全国1000多名书法家分段书写《黄帝内经》的内容，并刻石立碑，树碑成林，形成了国内唯一石刻版本的《黄帝内经》。

《内经》整体观的思想有着深刻的中国古代文化及哲学背景。天人关系自西周以来一直是中国思想史上最重要的命题之一。《老子》说过"人法地，地法天，天法道，道法自然"，《易经》有"天行健，君子以自强不息"的爻辞，《内经》吸收了这些古代文化的营养，借以阐发医学理论，形成其精彩之处。

唐代医学家王冰曾说过，如果能在实践中对《内经》的理论加以运用，就会出现医疗奇迹，"故动则有成，犹鬼神幽赞，而命世奇杰，时时间出焉"，《内经》这部著作成就了历代数不胜数的名医；而这些名医妙手回春的医疗事迹也向世人展示着《内经》带给后世的无穷智慧。（图2-6）

▌方书之祖——《伤寒杂病论》

东汉末年，战争不断，人民颠沛流离，饥寒困顿，各地接连暴发疫病，以致"家家有僵尸之痛，室室有号泣之哀"。就在这个时候，一位医学伟人写下了一部流传千古的医著《伤寒杂病论》，这位伟人就是被人尊奉为"医圣"的张机。 _{（图2-7）}

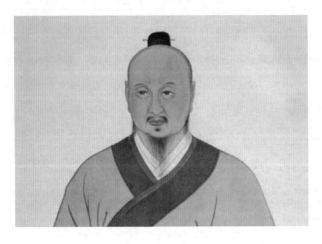

图2-7 张仲景

张仲景（约150—219），名机，东汉末年南阳郡涅阳人。张仲景的著作除《伤寒杂病论》外，还有《张仲景五脏论》《张仲景脉经》《张仲景疗妇人方》《五脏营卫论》《疗黄经》《口齿论》等。

张机，字仲景，南阳郡涅阳（今河南省南阳市）人，约生于公元150年，卒于公元219年。他从小好学深思，"博通群书"。他的同乡何颙十分赏识他的才智，认为他"用思精"，以后必为良医。我们从晋代皇甫谧《针灸甲乙经·序》的记载里就可以看出他的用思精深，医术高超。一次张仲景见到诗人王粲，对他说："君有病，四十当眉落，眉落半年而死，喝五石汤可以免于一死。"当时王粲只有二十几岁，嫌仲景的话逆耳，便没有听从劝告，拿药未服。过了三天，二人再次相见，张仲景问："你服过五石汤了吗？"王粲有些反感，就敷衍地说："服过了。"张仲景观察了他的气色，说："不像，看你的气色，肯定没有服过

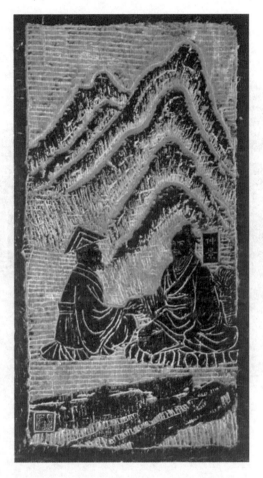

图2-8 《张仲景组画》局部，石碑，河南省南阳市医圣祠（王立力/摄）

《张仲景组画》刻于医圣祠东廊，再现了张仲景下荆襄、登桐柏、赴京洛、涉三湘，"勤求古训、博采众方"的一生。该图描绘的是张仲景为民看病的场景。

药。你为什么这样轻视自己的生命呢？"可王粲还是不信。过了十几年，王粲果然开始脱眉，眉落187日之后，不治身亡。（图2-8）（图2-9）

关于张仲景，唐代著名史学家刘知几曾经说过，陈寿的《三国志》不

29

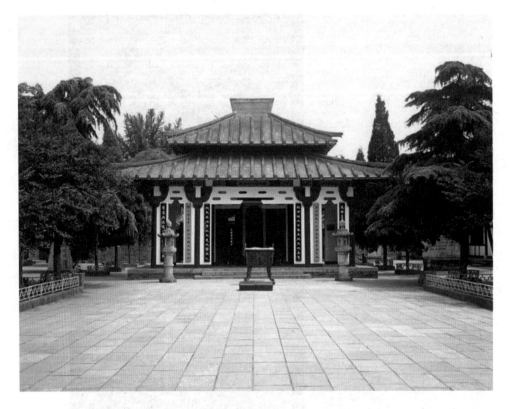

图2-9 医圣祠，河南省南阳市（王立力/摄）

　　医圣祠位于南阳古城东关温凉河畔，是我国东汉伟大的医学家张仲景的祠墓所在地。祠内有两座碑廊，东廊刻有张仲景组画，西廊刻有中国医药史上的113位名医画像，是国内最大的历代名医画像碑廊。

为张仲景立传，是"网漏吞舟，过为迂阔"，为史官之失职。"正史"中无传，也为后人研究张仲景及其著作带来极大的困难。（图2-10）

　　据《伤寒杂病论·序》（图2-11），在那疫病肆虐的时代，张仲景家族也未能幸免，原本200余人的大家族，不到10年，就有2/3的人死于疾病，而患伤寒病的人占了7/10。面对这种悲痛的惨景，他"感往昔之沦丧，伤横夭之莫救"，于是发愤研究医学，勤奋学习古人著作，博采众方，写下《伤寒

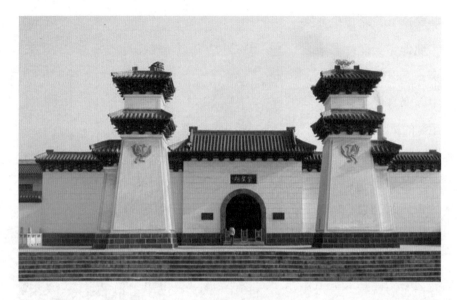

图2-10 医圣祠仿汉阙门，河南省南阳市（聂鸣/摄）

医圣祠大门颇具汉代建筑风格，门上"医圣祠"三个大字是郭沫若先生于1959年12月所题，此字字形苍劲有力，熠熠生辉。

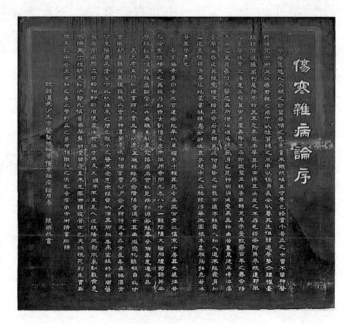

图2-11 《伤寒杂病论·序》，石刻本，河南省南阳市医圣祠

医圣祠门庭内有一块巨大的石屏，其背面镌刻着张仲景写的《伤寒杂病论·序》，在序言中，张仲景说明了自己从医的原因。

杂病论》，希望借此来实现他"上以疗君亲之疾，下以救贫贱之厄，中以保身长全，以养其生"的夙愿。（图2-12）

《伤寒杂病论》是我国医学史上影响最大的古典医著之一，也是我国第一部临床治疗学方面的巨著。《伤寒杂病论》的贡献，首先在于发展并确立了中医辨证论治的基本法则，把外感热病的所有症状，归纳为6个证候群和8个辨证纲领，按太阳、少阳、阳明、太阴、少阴、厥阴六经来分析归

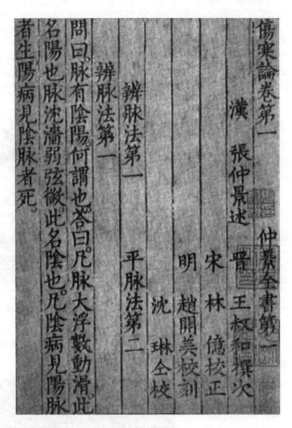

图2-12 《伤寒论》局部，明万历刻本

纳疾病发展过程的演变和转归，以阴、阳、表、里、寒、热、虚、实八纲来辨别疾病的属性、病位、邪正消长和病态表现。辨证论治不仅为诊疗一切外感热病提出了纲领性的法则，同时也给中医临床各科找出了诊疗规律，成为指导后世医家临床实践的基本准绳，甚至有人认为《伤寒杂病论》是中医之魂。

《伤寒杂病论》的贡献还在于它以整体观念为指导，创立了一系列卓有成效的方剂。据统计，《伤寒杂病论》载方113个，《金匮要略》载

方262个，除去重复，两书实收方剂269个。这些方剂配伍严密而精妙。例如：桂枝与芍药配伍，如果用量相同（各3两），即为桂枝汤（由桂枝3两，芍药3两，炙甘草2两，生姜3两、大枣12枚组成），具有解肌散邪、调和营卫、补益脾胃之功效。如果再加桂枝3两，则可治奔豚气上冲（以患者自觉气从少腹上冲至心胸为主症的疾病），如果芍药加倍，即成治疗腹中急痛的小建中汤。若桂枝汤加附子、葛根、人参、大黄、茯苓等则可衍化出几十个方剂。变化之妙，疗效之佳，令人叹为观止。（图2-13）

今天，《伤寒杂病论》中许多著名方剂仍然发挥着巨大作用，例如：治疗乙型脑炎的白虎汤，治疗肺炎的麻黄杏仁石膏甘草汤，治疗急、慢性阑尾炎的大黄牡丹皮汤，治疗胆道蛔虫的乌梅丸，治疗痢疾的白头翁汤，治疗急性黄疸型肝炎的茵陈蒿汤等，都是临床中常用的良方。而《伤寒杂病论》在中药剂型上的创新，也大大超过了汉代以前的各种方书。有汤剂、丸剂、散剂、膏剂、酒剂、洗剂、浴剂、熏剂、滴耳剂、灌鼻剂、吹鼻剂、灌肠剂、阴道栓剂、肛门栓剂等十几种。因此后世称张仲景的《伤寒杂病论》为"方书之祖"，该书所载方剂为"经方"。

然而这样一部著作能流传下来却有着十分曲折的经历。《伤寒杂病论》在张仲景去世后不久就散佚了。刘渡舟在《伤寒论临证指要》中说："仲景之书在其历史长河之中，发生了三次大的变革。"第一次是经王叔和整理，今天在《脉经》的卷七、卷八、卷九保存了《伤寒杂病论》的主要内容；第二次是唐代孙思邈，今天在《备急千金翼方》的卷九、卷十保存了《伤寒杂病论》的内容；第三次，经宋代林亿等校正，《伤寒杂病论》一分为二，以《伤寒论》与《金匮要略方论》两书流传。《伤寒杂病论》在历史长河中的时隐时现，正是许多中医经典传承的真实写照，如果失去了这些整理经典的伟人，现在我们可能就看不到这些著作了。一部《伤寒杂病论》的流传史，也是中医古籍流传整理史的缩影。

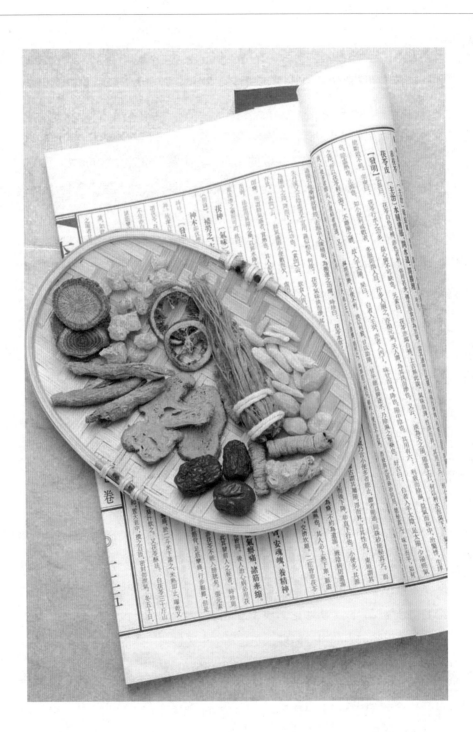

清代医家张志聪说过："不明四书者不可以为儒，不明本论（《伤寒论》）者不可以为医。"因此，由晋代至今，整理、注释、研究《伤寒杂病论》的中外学者逾千家。邻国日本自康平年间（相当于我国宋朝）以来，研究《伤寒论》的学者也有近两百家。《伤寒杂病论》是中医古籍中研究者最多的一部。此外，朝鲜、越南、印度尼西亚、新加坡、蒙古等国的医学发展也都不同程度地受到其影响及推动。目前，《伤寒论》和《金匮要略》仍是我国中医院校开设的主要基础课程之一。

（左）图2-13 桂枝、芍药等中草药

▍ 比喻出来的脉象——《脉经》

中医界有句俗语："熟读王叔和，不如临症多。"这个王叔和就是中医脉学专著《脉经》的作者，他因编撰《脉经》一书而出名，人们就用指代的修辞手法，直接用王叔和来指代中医的脉法。（图2-14）

王叔和，魏晋间人，名熙，高平（今山东济宁，一说山西高平）人，具体的生卒年代已经不可考证。世人称他为晋太医令，大多是因为宋代林亿校勘医书时这样称呼他。据高湛的《养生论》记载，他性情沉静，精通

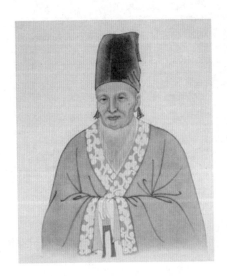

图2-14 王叔和像

王叔和，魏晋时期的医学家。他精研医学，重视诊脉，著有《脉经》一书。

经史著作，喜好著述，深入研究脉学，精心诊病切脉，通晓养生之道。他一生做了两件名垂医史的大事，一件是搜集整理濒临散佚的张仲景著作《伤寒杂病论》，使仲景学说能够流传后世；另一件就是对魏晋以前古代脉学文献进行系统的整理和研究，并结合自己的临证实践经验，编写成《脉经》10卷，创立了脉学的完整体系。（图2-15）

候脉诊病，是中医诊断学的重要内容。但是要真正掌握脉学的精髓，绝非易事，所以王叔和在《脉经·序》中说，脉学道理精深微妙，脉象难于辨别。以弦、紧、浮、芤四种脉象来说，十分相似，心里虽然清楚明白，手指之下却难以辨别，如果把沉脉错辨为伏脉，开出的药方必定与病情相悖；把缓脉错当为迟脉，治病就会立刻出现危险。

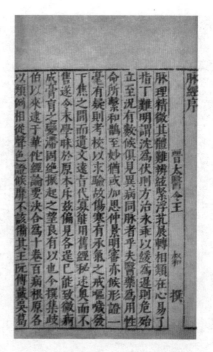

图2-15 《脉经》局部

《脉经》是中国医学史上现存第一部脉学专著。共10卷97篇，由西晋太医令王叔和编撰。

更何况有时几种脉象同时出现在一个病上，不同的病又显现出相同的脉象呢！王叔和的话一语道出了指下脉象难辨和错辨脉象带来的巨大危害，说明了在当时制定一套脉象的统一标准是多么迫切的事情。

然而中医学的脉象不像西医解剖学中的血管、肌肉、骨骼等等是我们肉眼直观可见的。脉象隐藏于人体腕部，只能通过医生切脉时指下的感觉分辨清楚。要把种类繁多的不同脉象用语言描绘出来，使医生读得懂，能掌握，会辨别，非常困难。可是王叔和却在《脉经》中调动了众多语言手段，特别

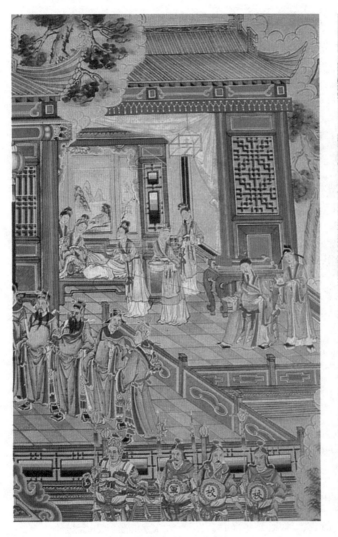

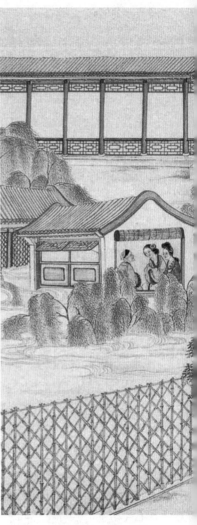

图2-16 《引线切脉图》，
壁画，陕西省岐山县周公庙
药王洞

　　画中描述的是孙思邈
为一贵妇引线切脉的场景。

图2-17 《王大夫诊脉潇湘
馆》，绢本，〔清〕孙温
绘

　　该图描绘的是《红楼
梦》第八十三回王御医给
林黛玉诊脉的场景。

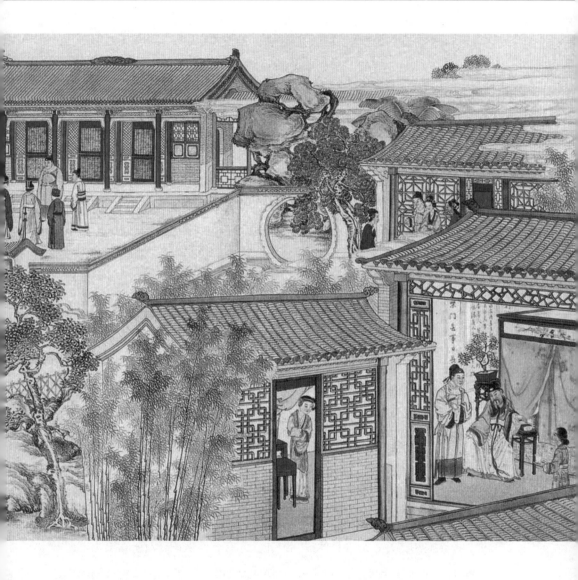

是运用比喻的修辞手法，把脉象形象生动地描绘出来。（图2-16）（图2-17）

　　首先他的比喻用得通俗。例如："脾脉来而和柔相离，如鸡足践地，曰平""脾脉来实而盈数，如鸡举足，曰脾病""脾脉来，坚兑如鸟之喙，如鸟之距，如屋之漏，如水之溜，曰脾死"，在这三条关于脾的平脉

（正常脉象）、病脉和死脉的描述中，王叔和连用了"如鸡足践地""如鸡举足""如鸟之喙""如鸟之距""如屋之漏""如水之溜"六个不同的比喻。鸡足举落的不同，只要细心观察鸡走路，就能看出之间的区别。"喙"指鸟嘴，"距"指的是雉鸟腿后面突出像脚趾的部分，它们的共同之处是坚硬，因此只要用手触摸过，就能感受到脾死脉坚硬的程度。屋漏、水溜均指水向下急流，只要亲眼看过，就能具体感受到脾死脉来之锋锐。这些比喻因通俗易见，所以让人感悟深刻，一看即懂。

其二是比喻时注意同中有异。"肺脉来厌厌聂聂，如落榆荚，曰肺平""肺脉来如物之浮，如风吹毛，曰肺死"。书中用"如落榆荚"形容肺平脉，用"如风吹毛"形容肺死脉。榆荚飘落时轻轻扬扬却终归有根落地，大风吹毛飘舞纷飞却不知去向，这就是两者的区别。结合前文"厌厌聂聂"与"如物之浮"的描述，两种脉象虽然都有飘舞的特点，却有"有根"与"无根"的区别，这就是它们的同中之异。

《脉经》中的比喻有时用得十分工整："寸口脉，潎潎如羹上肥，阳气微；连连如蜘蛛丝，阴气衰。"这是王叔和形容病人阳气微与阴气衰的比喻。叠音词"潎潎"是漂浮游动的样子，"羹上肥"就是羹汤上的浮油。用羹汤上漂浮不定的浮油来形容人阳气微弱到脉象飘忽不定，用蜘蛛结丝似连似断来形容阴气衰败到脉象细微似有似无，全句"潎潎"与"连连"相对、"如羹上肥"与"如蜘蛛丝"相对为文，的确是佳喻。

比喻用得好，形象具体鲜明，能让人有感性认识，对所喻事物把握得准确，理解得透彻。用得不好，就使人有如雾里看花，摸不着头脑。《脉经》中的比喻用得准、巧，堪称经典。全书就是用这些形象的比喻为人们描述着脉象并在这描述中显现出著书者的聪明智慧、语言才华、医学经验、对事物出神入化的观察。当然，这不是王叔和一个人的智慧，他学习了魏晋以前所有关于脉学的古代文献，才有了这些比喻出来的脉象。中医经典著作最突出的特点就是在医理的阐述中，展现出了深厚的文化底蕴，如：语言的天赋、广博的经史知识以及天文历法等，这正反映出中医理论是形成于中华文化的沃土之上的。

（图2-18）

《脉经》在我国医学发展史上有着十分重要的地位。它不仅第一次总结归纳出了24种脉象的标准，同时首开对脉象进行鉴别的先河，对不同脉象的临床意义进行了大量论述，还为我们保留了魏晋以前许多珍贵的医学文献。该书著成后，在国内外产生了极大影响。唐代太医署把它作为必修课程，日本古代医学教育效法唐制，也将它作为学习医学的必修课。它还被传到我国西藏地区，对藏医学相关学科的发展产生了重大影响。通过西藏，脉学又传入印度，并辗转传入阿拉伯国家，并对西欧脉学的发展也有影响。今天《脉经》仍然是学习中医学的必修课程，人们在"临症"中"熟读王叔和"，体会着脉学理论。

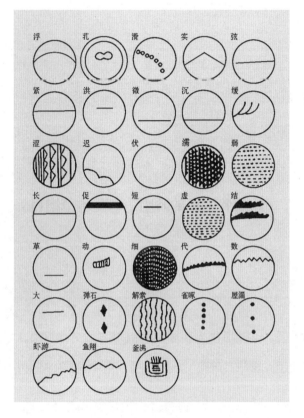

图2-18 《脉象图》，〔宋〕施发，《察病指南》插图

图中描绘了33种脉象的脉搏跳动，以图示脉，形象生动，别开生面。《察病指南》是我国现存较早而系统的一部诊断学专著，该书以阐述脉学为主，兼附听声、察色等诊法。

▌金谷园里的吟唱——《本草纲目》

　　相传晋代富豪石崇在洛阳建造了一座规模宏大的花园，叫"金谷园"。园里楼台亭阁，池沼碧波，交相辉映，再加上茂树修竹，百花竞艳，竟如天宫琼宇，因此，"金谷春晴"成为洛阳八景之一。明代文坛巨

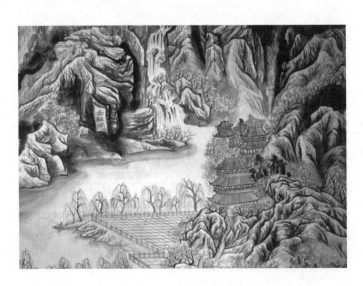

图2-19 《金谷春晴图》，河南省洛阳市（聂鸣/摄）

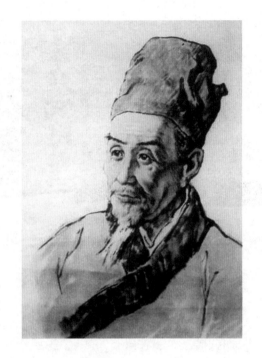

图2-20 李时珍

李时珍（1518—1593），字东璧，晚年
自号濒湖山人，湖北蕲州人，中国古代伟大
的医学家、药物学家。所著《本草纲目》一
书，在国内外均有很高的评价，已有多种文
字的译本。

子、刑部尚书王世贞把当时的一部药物学著作《本草纲目》喻为金谷园，
盛赞它"如入金谷之园，种色夺目；如登龙君之宫，宝藏悉陈"。这部著
作真的像金谷园一样，让人兴趣盎然、流连忘返吗？（图2-19）

《本草纲目》是明代医学家李时珍的巨著。李时珍是湖北蕲州（今蕲
春）人，出生于医学世家。他聪明好学，14岁时便考中秀才，但连续三次
参加乡试都没能考中举人。古人云："不为良相，便为良医。"从此他随
父学医，把治世经国的理想融入其中。十年苦学，熟读四书五经、正史诗
文、诸子百家，造就了他深厚的文化素养；足迹遍布大江南北的实地考
察，使他获得了大量第一手资料，这些都为他编写《本草纲目》奠定了坚
实的基础。（图2-20）（图2-21）

《本草纲目》创新了以往药物分类的体系，从《神农本草经》起，我

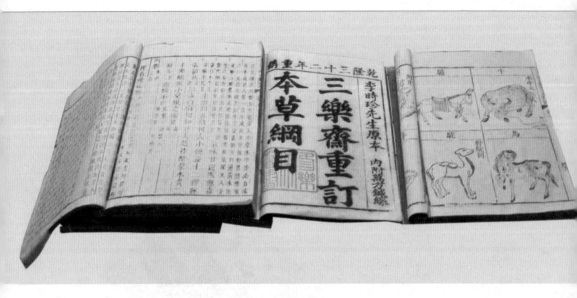

图2-21 《本草纲目》，中国阿胶博物馆（俄国庆/摄）

国的本草著作就按照上、中、下三品分类，而《本草纲目》根据"从微至巨""从贱至贵"的原则，把全书的药物分为水、火、土、金石、草、谷、菜、果、木、服器、虫、鳞、介、禽、兽、人共16部，每一部之下又再分类，无意之中暗合了三大部类的分类原则，即先分有机物和无机物，有机物中又分动物和植物。全书以纲带目，纲举目张，条理清晰，结构严谨，博而不繁，详而有要。在190余万字的著作中，引用历代文献900余种，收录药物多达1892种，其中李时珍新增药物374种，书中附有药物图1109幅、药方11096个。全书的编写历时30年才完成，参考著作800余家，共三易其稿，倾注了李时珍毕生的心血。书中除记载药物的产地、种、形态、采摘、炮炙方法、性味、功效、主治之外，还融入了许多中国文化元素。如在《本草纲目》中李时珍大量引用古代诗赋，有时竟如神来之笔。在中药"当归"条下，李时珍说："古人娶妻为嗣续也（传宗接代），当归调血为女人要药，有思夫之意，固有当归之名，正与唐诗'胡麻好种无人种，正是当归又不归'之旨相同。"该诗句引用得非常巧妙，恰好说明了当归命名的缘由。在《本草纲目》中还记载了许多与民俗有关的内容，像在"槟榔"的"释名"中，他引用了《南方草木状》说明交、广一带凡是贵客来到，一定奉上槟榔的习俗；在"艾草"的"集解"当中，引用《荆州岁时记》记载的当地在端午节黎明前，采收艾草做成人形悬挂在门上以驱除毒气的风俗。（图2-22）（图2-23）（图2-24）（图2-25）

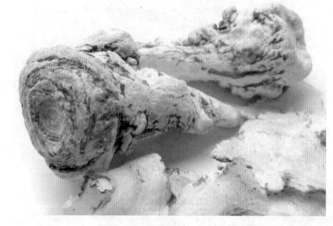

图2-22 当归（陈巧瑜/摄）

当归又名山蕲、白蕲等，"当归"一词首见于《神农本草经》，味甘、辛，性温。

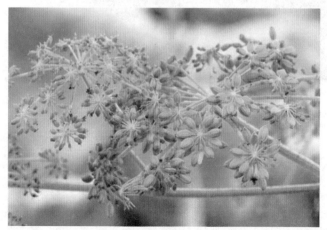

图2-23 当归（安雅/摄）

伞形科植物，多年生草本，茎带紫色，根肥大，可入药。

45

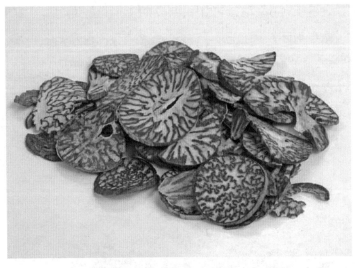

图2-24 槟榔

别名宾门、橄榄子、槟榔子、椰玉等，为棕榈科植物槟榔的种子，味苦、辛，性温。药用槟榔具有健胃、泻气攻积、治痢固齿、驱虫行水等功效。

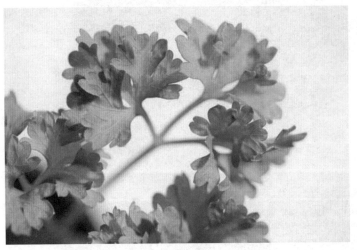

图2-25 艾草

多年生草本植物，植株有浓烈香气，分布于亚洲及欧洲地区。中医针灸术中的"灸"指拿艾草点燃之后去熏、烫穴位的治疗方法。中国民间用拔火罐的方法治疗风湿病时，以艾草作为燃料效果更佳。

菊花在《本草纲目》中属草部芳草类，是人们非常熟悉的植物，寒霜过后百花凋零的深秋，唯有菊花生意盎然，傲霜怒放。《本草纲目》引《埤雅》篇说："菊，本作鞠，从鞠。鞠，穷也。"古人认为，植物开花及赏花之事，到菊花开后就穷尽结束了，所以菊有花事穷尽的意思。菊花还有"女节""女花"的别名，而"治蔷""日精""更生""周盈"等分别是菊根、茎、花、实不同部位的叫法。李时珍的笔下，菊有上百个品种，茎叶花色，种种不同。根茎有株蔓紫赤青绿的区别，叶子有大小厚薄尖凸的差异，花朵则有千叶单叶、有心无心、有子无子、黄白红紫、间色浅深、大小的不同。性味又有甘、苦、辛三种。如果说石崇的金谷园里只有几种菊花都能获得宾客的啧啧赞美，那么，《本草纲目》里上百种栩栩如生的菊花定能让世人叹为观止。（图2-26）

《本草纲目》以寥寥数笔对菊进行了概括："菊春生夏茂，秋花冬实，备受四气，饱经露霜，叶枯不落，花槁不零"，这是菊的特点；"其苗可蔬，叶可啜，花可饵，根实可药，囊之可枕，酿之可饮"，这是菊的妙用。三国名士钟会《菊有五美赞》诗篇称菊花："圆花高悬，准天极也；纯黄不杂，后土色也；早植晚发，君子德也；冒霜吐颖，象真质也；

图2-26 菊花

多年生草本植物，喜凉爽，较耐寒，头状花序皆可入药。安徽的亳菊、浙江的杭白菊、河南的怀菊花、河北的祁菊花为中国重要的菊花品种。

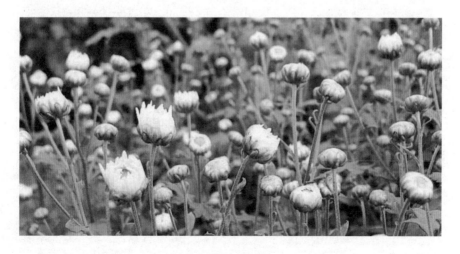

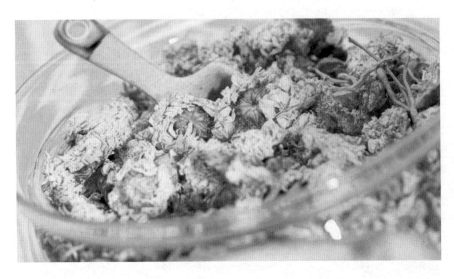

图2-27 菊花

药用菊花为传统常用中药，有疏风散热、清肝明目的功效，主治外感风热、头晕头痛等症。经常饮用菊花茶可避暑除烦，清心明目。

杯中体轻，神仙食也。"也许，这就是前代贤者把菊比作君子、神农把菊列为药之上品的原因吧。

菊花不仅高雅、具有较高的观赏价值，同时，也是一味常见药，它具有清热解毒、平肝明目的功能，久服菊花"可利血气、轻身、耐老、延年"。所以，用白菊花和枸杞子为茶，再加适量蜂蜜，可防眼疾。清朝的慈禧太后非常讲究养颜之道，四处寻求良药秘方，菊花就是其中之一。她专用的菊花延龄膏，就是用鲜菊花瓣，水煎后去渣，加蜂蜜配制而成。这种菊花蜜膏具有润泽肌肤、延缓衰老的功效。（图2-27）（图2-28）

《本草纲目》不仅仅是一部药物大全，更是一部医学巨著，具有划时代的意义。达尔文称赞《本草纲目》是中国古代的百科全书，王世贞说这部著作不能仅仅当作医书看待，更是"格物的通典"（推究事物的原理而

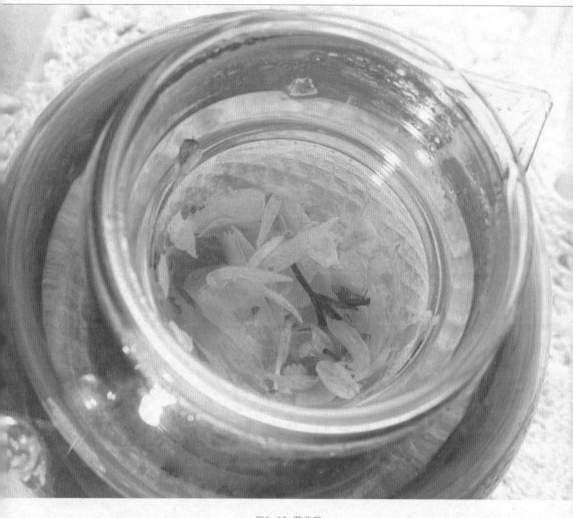

图2-28 菊花茶

菊花茶所用的菊花多为甘菊，其味不苦，尤以
苏杭一带所产的大白菊或小白菊为佳，每次用3克左
右泡茶饮用，也可用菊花加金银花同煎饮用。

获得真知的著作）与"臣民的重宝"（君王与百姓都应珍藏的典籍）。李
时珍这位世界科学伟人建造的中药"金谷园"，随着时代的发展，一定会
给人类带来更多的惊喜。

49

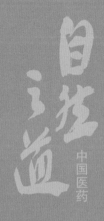

自然之道
中国医药

3

草药飘香

▎ 药柜里的学问

　　有人说中药铺是个让人安心的地方。一整面墙的柜子，敦厚，结实，
颜色深浅适中。柜子上有无数个小抽屉，通常每个抽屉上都写着三味中药
名，正楷的毛笔小字古朴而清雅。抽屉上的药名有的让人神往，有的念来

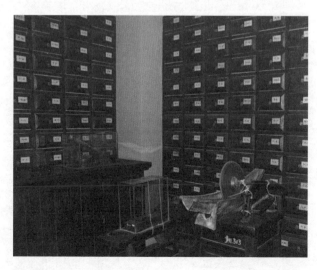

图3-1 中药铺，广州近代
史博物馆（广东咨议局旧
址）（老边/摄）

　　该中药铺始创于明朝
万历年间，由姓陈和姓李
的两人合开而命名为"陈
李记"。传说有一年，清
同治皇帝身体不舒服，用
过"陈李记"的药后很快
康复，即给陈李记赐名为
"杏和堂"。

51

婉转，还有的仿佛在尘世间就没发生过（药名叫王不留行）。柜子里气味芳香，装的药物来自大自然的山川河流，千姿百态，足以让人看上良久。

（图3-1）

　　药铺里药工抓药神态从容，往返于药柜与药台之间悄然无声，熟练地拉开抽屉又合上，眨眼之间已在秤上约好分量，一味一味地分放在三五张摆好的包药纸上，不及一根烟的工夫，三五服中药已用绳子捆好放在你的面前。的确，中药铺里积淀了太多的医药文化，耐人思索，让人寻味。

（图3-2）（图3-3）

　　中药讲究道地药材，所谓道地药材是指在特定自然条件、生态环境的地域内所产的药材。同时由于生产较为集中，栽培技术、采收加工也都有一定的讲究，因此比同种药材在其他地区所产的品质佳、疗效好。唐代医家孙思邈在《备急千金翼方》中曾特别强调药材的产地，说"用药必依土地"，可能为后世"道地药材"的术语奠定了基础。金元时期的名医

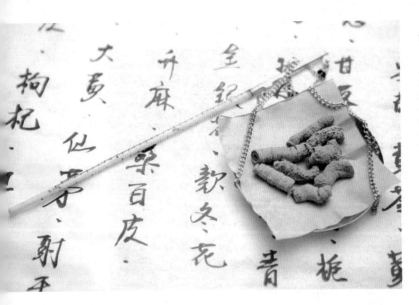

（左）图3-2 药秤（老边/摄）

　　称量是调剂中药的一个基本操作步骤，是一项细致而严肃的工作。只有进行准确的称量，才能确保调剂药剂的质量和疗效。医生不仅在选方用药上很讲究，在每一味药的剂量上，也都细加斟酌。

（右）图3-3 几服抓好的中药（老边/摄）

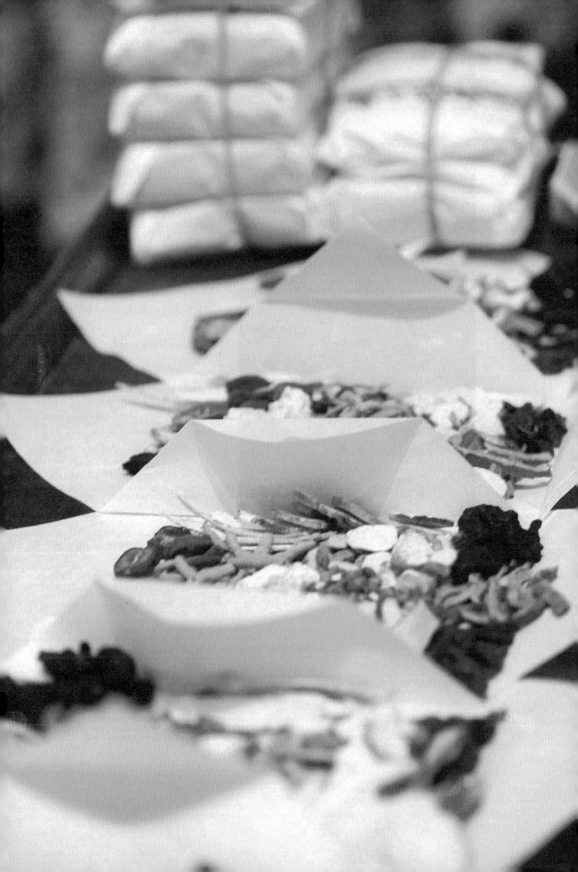

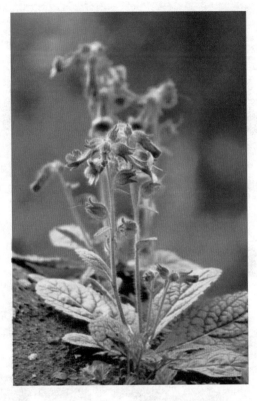

图3-4 地黄，植株，河南红旗渠林虑山国家地质公园
（尤亚辉/摄）

　　地黄产地很多，江、浙、京、津、湘、蜀等地均有
产出，然而最优者仍然是河南怀地黄。其显著特点是：
油性大，柔软，皮细，内为黑褐色并有光泽，味微甜。

李东垣总结他多年临床经验也认为："凡诸草木昆虫，产之有地，失其地则性味少异。"明代，"道地药材"专用术语已正式见于本草和文学书籍。到了清代，医家已经从临床上发现药材"道地"与否是药物疗效好坏的原因之一。徐大椿在《药性变迁论》中指出："当时初用之始，必有所产之地，此乃本生之土，故气厚而力全。以后移种他地，则地气移而薄矣。"又说："今皆人工种植，既非山谷之真气，又加灌溉之功，则性平淡而薄劣矣。"不过现在有些道地药材还是常常得到人们的赞誉，如甘肃的当归，宁夏的枸杞子，内蒙古的甘草，吉林的人参，山西的黄芪、党参，河南怀庆的牛膝、地黄、山药、菊花，四川的黄连、附子，江苏的苍术，云南的茯苓、三七等。（图3-4）（图3-5）（图3-6）

　　中药的采摘也有大学问，采摘时间非常重要。北宋科学家沈括说过："古法采草药多用二月、八月，此殊未当。"他认为用叶的草药要选择叶子刚长足的时候采摘；用芽的应当遵从传统的说法在二月；用花的选取花

图3-5 黄连，四川大邑
（肖殿昌/摄）

四川大邑一带海拔
1100米左右，土壤厚、气
候湿润，夏天山上的气温
比山下低5至7摄氏度，是
黄连最佳的生长环境。

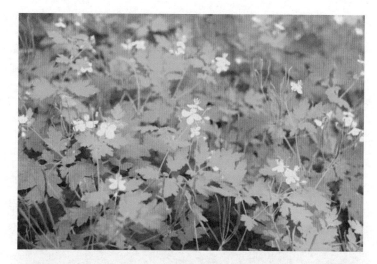

图3-6 云南三七，贵州
贵阳药用资源博物馆展品
（陈一年/摄）

三七是中国特有的
名贵中药材。起源于2500
万年前第三纪古亚热带山
区，由于其对生长环境有
特殊要求，现仅存于中国
西南山区。

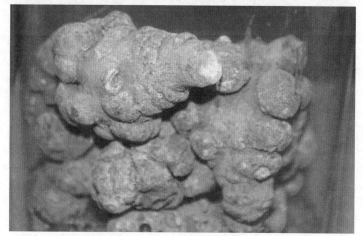

刚开时采；用果实的在果实成熟时采，这些都不可以用固定的时间月份
去限制。因为地温升高有早有晚，天气也会变化无常。白居易《大林寺桃
花》诗中也说："人间四月芳菲尽，山寺桃花始盛开。"这是普遍的道
理。以枸杞为例，枸杞果实在每年的6月至11月陆续成熟。当果实由青绿变
成红色或橘红色，果蒂、果肉稍变松软时即可采摘。采摘过早，果实不饱

满，干后色泽不鲜；采摘过迟，糖分太足并且容易脱落，晒干或烘干后就成为绛黑色了。（图3-7）

中药的炮制方法多种多样，从最早的中药炮制著作《雷公炮炙论》到李时珍的《本草纲目》，记载的炮制方法不下几十种，有洗、润、漂、切、炒、炙、煅煨、蒸、煮、炼等等。以炒法中的清炒为例，有微炒、炒黄、炒香、炒熟、炒焦、炒黑等不同程度的炒法，正所谓"凡药制造贵在适中，不及则功效难求，太过则气味反失"。炮制的目的一是要使药性得到最充分发挥；二是要消除药物对人体有害的毒副作用；三是改变药物在

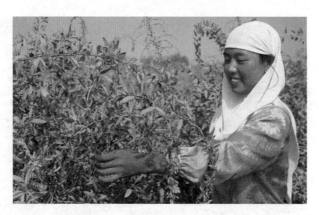

图3-7 宁夏回族妇女在采摘枸杞子（黄金国/摄）

枸杞子的采摘周期长，一般初期为6月中旬至6月下旬，7～9天采摘一次；盛期为7月上旬至8月下旬，5～6天采摘一次；末期为9月中旬至10月下旬，8～10天采摘一次。

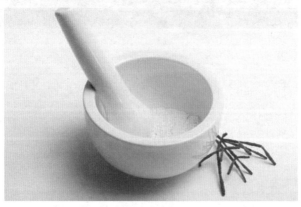

图3-8 研钵（老边/摄）

研钵有瓷制或玻璃制两种，多用于粉碎组织松脆的药材。

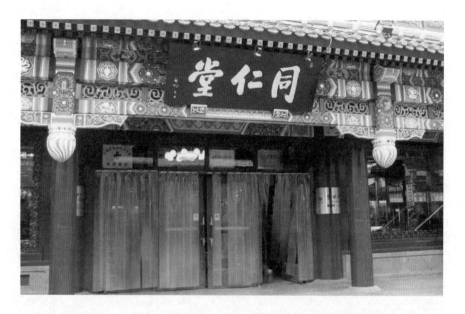

图3-9 北京同仁堂（陈憧憧/摄）

据说张仲景官至长沙太守时，坐在办公大堂上
一边处理政务，一边行医，不断为病人诊脉处方，
从此"堂医""堂药"便很快流传开来，如"同仁
堂""达仁堂""敬修堂"等。

人体内的升降浮沉的趋向，直达病处。所以古人说，制药如练兵，率未练
之兵不能克敌制胜，用未制之药难得药到病除。（图3-8）

此外，中药的药名中有不少同药异名的情况，让人眼花缭乱。李时珍
《本草纲目》里有"释名"一部分，就是为此而写的。如妇科主要用药当
归，又名干归、山蕲、白蕲、文无。《吴医汇讲·书方宜人共识说》里还
举了把玉竹叫葳蕤、乳香叫熏陆、天麻叫独摇草、人乳叫蟠桃酒、鸽粪叫
左蟠龙等众多的例子。

总之，中药铺子是值得一去的地方，在那里不仅可以买到中药，还可以
领略到传统文化的"味道"，唤起人们对很多中药的探索与追寻……（图3-9）

▌君臣佐使——中药的配伍

中医看病之后，大夫一定会给你一张由多味中药组成的药方，而治病效果的好坏，就取决于这张方子了。如果药方里药物搭配得合理，就会药到病除，而要想合理就得遵循中药的配伍原则，其中最基本的原则被称为"君臣佐使"。

"君"是中国古代对天子或诸侯的称呼，君临天下，主宰一国；"臣"指侍奉君王的人，从甲骨文字形看，像一只竖立的眼睛。像人在低头时，眼睛处于竖立的位置，从字形看已有表示臣子俯首屈从的意思，所以君臣不仅是政治术语，君臣之间还有着严格的上下等级区分。古代药学家将"君""臣"二字引入中药组方中，作为方剂组成的基本原则，不仅说明了方中每味中药的作用，而且有了浓厚的文化色彩。打个比喻，中药的组方就像用兵打仗一样，部队各有任务：有主攻，有佯攻，有接应，有阻击，有穿插，每支部队不仅要完成自己的作战职责，还要有相互之间的密切配合，才能圆满完成打击敌人的任务。而中医的一个处方也要做到组合完整严谨，每药各司其职，共同起到治疗疾病的作用才行，这就叫作

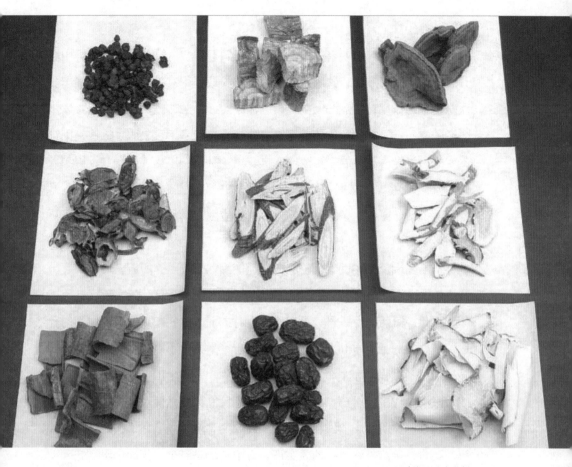

图3-10 几味常见的中药材

"君臣佐使"。如果在一张处方当中只是一味一味中药无规则的堆砌，那叫作"有药无方"。（图3-10）

对于什么叫作"君臣佐使"，早先有着不同的认识。最早的中药著作《神农本草经》认为："上药一百二十种为君，主养命以应天，无毒，多服久服不伤人，欲轻身益气不老延年者，本《上经》。中药一百二十种为臣，主养性以应人，无毒，有毒，斟酌其宜，欲遏病补虚羸者，本《中经》。下药一百二十种为佐使，主治病以应地，多毒，不可久服，欲除寒热邪气、破积聚、愈疾者，本《下经》。"可见，《神农本草经》把中药分成上、中、下三品，认为上品药为君，长期服用对人没有伤害，能起到益寿延年的作用；中品药为臣，可以遏制疾病补益体虚，应该根据身体情况斟酌使用；下品药为佐使，可以去除病邪，但是不可久服。这些是固定不变的，就像一国之君不可改变一样。另一种认识出自《内经》，得到人们的普遍认可。《素问·至真要大论》中岐伯在回答黄帝关于"方制君臣"时说："主病之谓君，佐君之谓臣，应臣之谓使。"明代的何柏斋更进一步阐释说："大抵药之治病，各有所主，主治者，君也；辅治者，臣也；与君药相反而相助者，佐也；引经使治病之药至病所者，使也。"十分清楚地讲明了君、臣、佐、使之药的功能。

因此，概括地说：君药是在处方中对主证或主病起主要治疗作用的药物，是处方的主攻方向，药力居方中之首，是方中不可缺少的药物；臣药是辅助君药加强治疗主病、主证的药物；佐药是用于治疗次要兼证的药物或用以消除或减缓君药、臣药的毒性或烈性的药物；使药是引经药，引方中诸药直达病所并起着调和诸药的作用。如"麻黄汤"是《伤寒论》中的第一要方，主治外感风寒的表实证。方中君药是麻黄，药性辛温，起着发汗解表以散风寒、宣发肺气以平喘逆的作用。臣药是桂枝，药性辛甘温，起着温经和营、助麻黄发汗解表的作用。佐药是杏仁，性苦温，起着降肺气、助麻黄平喘的作用。使药是炙甘草，性苦温，起着调和诸药又制约麻黄、桂枝发汗太过的作用。麻、桂、杏皆入肺，有引经之效，所以不再用引经的使药。方中麻黄、桂枝、杏仁、炙甘草不仅药性有主次，而且相互制约又相互补充，因此治疗外感风寒疗效十分显著，成为千古的名方。

（图3-11）（图3-12）（图3-13）（图3-14）

北宋科学家沈括在《良方》序里说："药之单用为易知，药之复用为难知"；又以醋和橙为例，两者都是酸的，相合起来本应更酸，结果却变

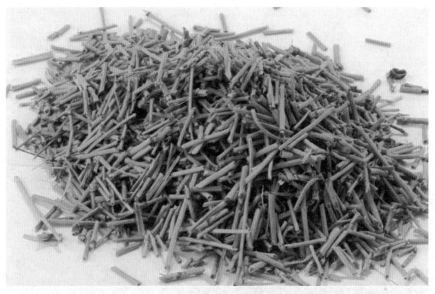

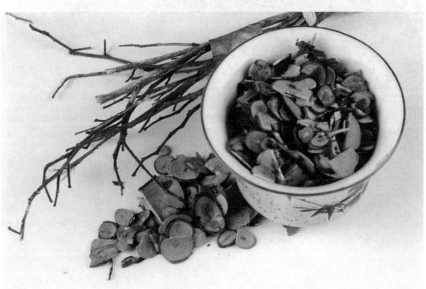

（上）图3-11 麻黄（熊一军/摄）　　　（下）图3-12 桂枝

麻黄的功效是发汗散寒，宣肺平喘，利水消肿。

桂枝为樟科植物肉桂的嫩枝，性辛、甘、微温，无毒。

61

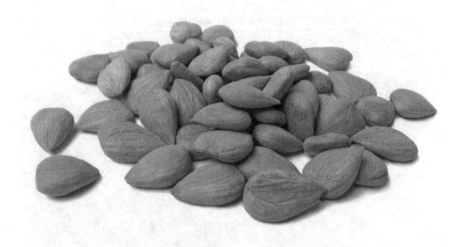

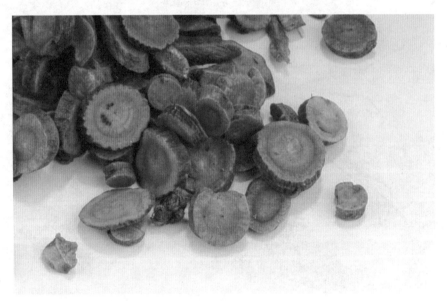

（上）图3-13 杏仁（许旭芒/摄）　　　　（下）图3-14 炙甘草（熊一军/摄）

杏仁性味苦，多作药用，可润肺、平喘。对于因伤风感冒引起的多痰、咳嗽、气喘等症状疗效显著。

炙甘草为豆科植物，甘草是用蜜烘制而成的炮制加工品。

甜了；巴豆和大黄都是泻下药，两者相合，泻下作用本应加倍，但实际却得到消减，因此感慨"处方之难"。清代医家汪昂在《医方集解》序言里说："善师者不陈，得鱼者忘筌。运用之妙，在于一心，何以方为？"（善于打仗的人不拘泥于固定的列阵，钓上鱼的人并不专注于手中的工具。医生运用药方的巧妙灵活，全在于用心思考。还要什么成方呢？）说明对于药方的配伍要运用得灵活。可见"君臣佐使"这四个字既给了历代名医一个展示自己用药绝妙、医术高超的广阔舞台，也给他们留下了探索不尽的艰难课题。

▍丸散膏丹用不同

　　传统的中药剂型很多，如果你路过中药店，常常会在窗口看到有"中药饮片，丸散膏丹"的字样，丸散膏丹就是中药中最常见的几种剂型。中国古人喜欢从一个字的声音上去探求它的含义，用语言学的术语来说，就叫作"声训"。金代医学家成无己在《注解伤寒论》中就说："汤之为言荡也，涤荡肠胃。"是说汤就是荡的意思，起着荡涤肠胃的作用。句中"之为言"是声训的术语，无须再加以解释。金元时期四大医家之一的李东垣在《用药法象》中也指出："大抵汤者荡也，去大病用之；散者散也，去急病用之；丸者缓也，不能速去之，其用药之舒缓而治之意也。"更明确地说明了丸散膏丹的不同作用。（图3-15）

　　在中药传统剂型当中，最常用的是汤药。汤剂是最古老的剂型，把药材放入适宜的容器当中，用水煎煮一定时间，去掉药渣就成了。中药汤剂的质量与选用的煎药器皿密切相关，一般认为煎药用砂锅为好。砂锅不仅材质稳定，不会与药物成分发生化学反应，而且传热均匀缓和，所以一直沿用至今。此外，煎药的火候也很重要，一般习惯上分为"文火"和"武

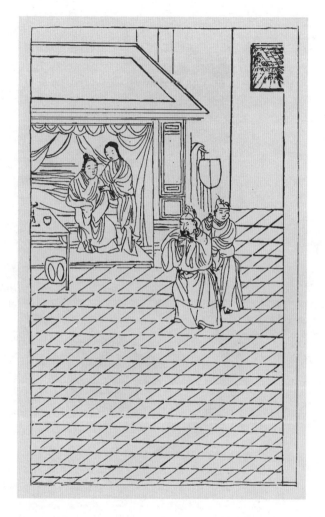

图3-15 《古代二十四孝图说》插图"文帝事母 亲尝汤药"（曾舒丛/摹）

据说汉文帝对其生母薄太后最为孝顺，太后卧病三年，他处理公务后，常伴守床前，夜不脱衣，很少合眼。凡进汤药，必先亲尝。他的仁孝事迹，感化全国，终成"文景之治"。

火"。文火就是弱火，武火就是强火。一般在未沸腾之前用武火，至煮沸后再改用文火。有些特殊药物医生会在处方当中注明，比如先煎药，因其质地坚硬，有效成分不易煎出，一般要先煎30分钟左右，再与其他药物混合煎煮，常见的有生石膏、生龙骨、珍珠母等。后下药一般是含挥发油、气味芳香或不宜长时间煎煮的药物，常见的有藿香、钩藤、大黄等。有的

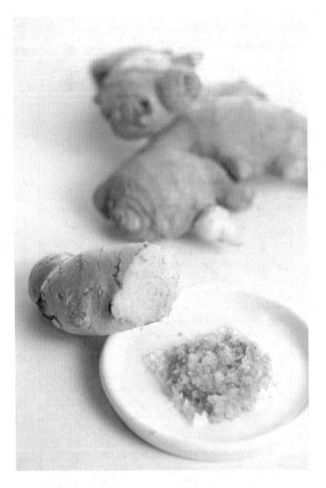

图3-16 生姜（老边/摄）

　　生姜常用作药引，主要是因为生姜有发汗解表、温中止呕等作用，从而增进其他药物的吸收利用，增强疗效。

　　煎煮时还需要药引子，放生姜两片等等。总之，要想汤剂药效好，必须注意煎煮的器具、火候、药的先下后放以及时间、加水量等等。汤剂之所以应用最为普遍，是因为比起中成药它可以根据病人的具体情况灵活加减组方，从而更加对症。比如感冒了去看中医，大夫常常会说："给你开几服汤药吧！"而不是开几袋感冒冲剂，这就是在辨证之后，使用汤剂能针对病情特点，而且汤剂更易被吸收，药效也会更好。（图3-16）（图3-17）

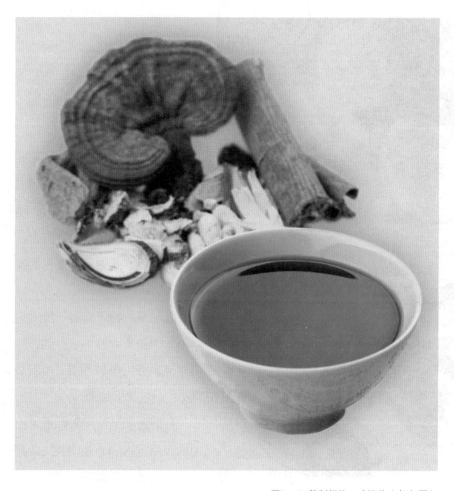

图3-17 熬制好的一碗汤药（老边/摄）

　　丸剂是把药物细末和一定的赋形剂混合成圆形固体状，有大蜜丸、小蜜丸、水丸等。我们最常见的大蜜丸，就是把粉碎的药末用炼好的蜜混合起来，做成圆丸，外表用白蜡包起来的。蜡表面用朱砂色、金色或黑色书写出药名。当你用手掰开药丸，里面药香扑鼻。丸剂在体内分解需要一定的时间，停留也较长，即起效慢、持续时间长，加上贮存和服用都方便，

67

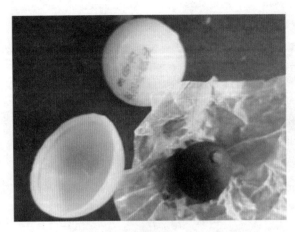

图3-18 中药丸剂

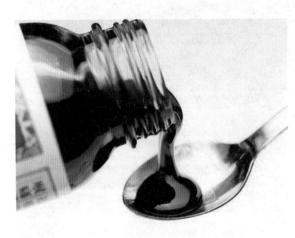

图3-19 中药膏剂

所以适用于慢性疾病长期服药的人。（图3-18）

膏是药物经水或植物油煎煮浓缩而成，有内服和外用两种。煎膏是内服剂，将药材反复煎煮，去渣取汁浓缩，再加蜂蜜或砂糖、冰糖煎熬成膏状即成。滋补药多采用膏剂，如有去火、降燥、润肺、止咳作用的秋梨膏，有润肺化痰、止咳平喘作用的蜜炼川贝枇杷膏等等。（图3-19）

散剂是药物研碎后干燥均匀的粉末，粉末颗粒有粗有细，应用途径也分内服与外用。内服最常见的就是感冒冲剂。（图3-20）

丹剂最初是伴随着炼丹术出现的，后世人们为强调某些成药的突出功效，或因方中含有贵重药品，也称之为丹，如大活络丹等。（图3-21）

在长期的临床实践中，中药创造了多种剂型，除了上面提到的，还有酒、露、锭等等，以适应不同疾病的治疗要求。梁代陶弘景也说："疾有宜服丸者，宜服散者，宜服汤者，宜服酒者，宜服膏者，亦兼参用所病之源以为其制耳。"总之，凡病起急骤，欲取速效，多选用汤

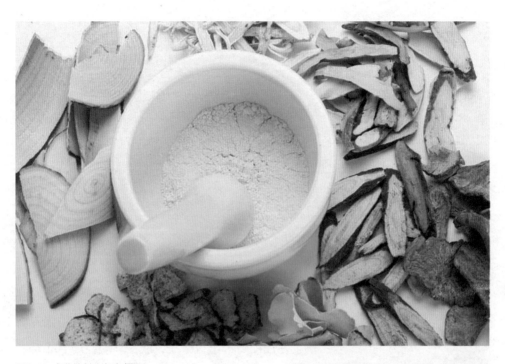

图3-20 中药散剂（老边/摄）

　　将中药材研磨成粉末状用开水冲服叫散剂。相较汤剂中药，散剂在药效上稍缓一些，又因其药物是直接作用于肠胃的，因此在一定意义上又保存了药物的有效成分。

剂；慢性疾患，宜于缓治久服，多用丸剂或膏剂；散剂的功效，较汤剂徐缓，比丸剂迅速；而风湿痹痛，多采用酒剂。

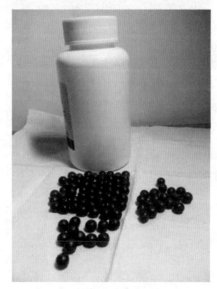

图3-21 中药丹剂

69

学用有方——汤头歌诀

汤头歌诀又称方歌、方剂歌诀。汤头是中药汤剂的俗称。在中国传统的中药方剂中，一服汤剂往往由多味药材组成，制法烦琐，药名抽象枯燥，不便记忆和掌握。因此，古人便尝试着将一些传统的灵验药方，借鉴古体诗词的韵律特点，采用五言或七言诗的格律形式把方剂名称、药物组成、剂量配比、功用主治、配伍特点等相关内容加以提炼，简明扼要地编成一首诗歌，这就是汤头歌诀。

汤头歌诀的最大好处就是便于学习。中医的处方少则几味药，多则十几味甚至几十味，每味药的分量各不相同，要把它们准确记下来并不容易。如果仅仅记十几个或几十个方子也就罢了，死记硬背也无妨，但是要把几百个方子熟练地掌握下来，就是让人头痛的事情了。但是有了汤头歌诀就大不一样了，它对仗工整、言简意赅、重点突出，读起来又朗朗上口，所以用来掌握方剂中的基础方、代表方和常用方十分便捷。俗话说"熟读唐诗三百首，不会作诗也会吟"。诵记一定数量的汤头歌诀成了临证处方时"返博为约"的最好途径。（图3-22）

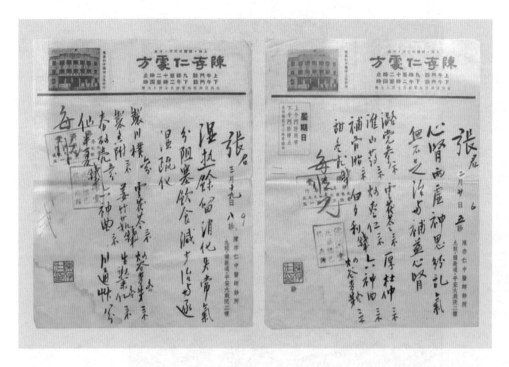

图3-22 北京御生堂陈存仁大夫处方，全国农业展
览馆（聂鸣/摄）

　　熟记汤头歌诀，看病时非常方便。汤头歌对于用药不仅有"向导"的
作用，能让人做到游刃有余，还有提炼作用，使人不致用时漫无边际，无
从下手。人云"法从方出"，当看到病人有发热、恶寒、头痛、鼻塞、流
涕、喷嚏、咳嗽等症时，如果谙熟荆防败毒散和银翘散的方剂歌诀，就会
豁然想到用辛温解表汗法或辛凉解肌汗法治疗。如果辨证的结果是风寒外
感兼有湿邪，则用荆防败毒散，歌曰："荆防败毒草苓芎，羌独柴前枳橘
同，散寒祛风兼除湿，感冒苔白可建功。"然后医者随证加减即可。如果
辨证为风热外感或化热，则用银翘散。歌曰："风温温热初起时，先寒后
热桂枝宜，不寒渴热银翘散，荷芥竹蒡甘橘豉。""银翘加减记须详，胸

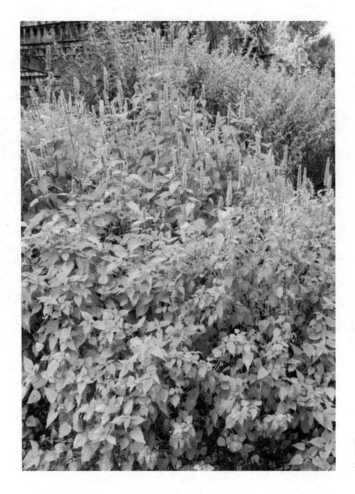

图3-23　藿香，云南昆明植物园（杨兴斌/摄）

闷郁金与藿香，渴用楼根咳用杏。咽痛马勃玄参襄，衄除豉芥茅根入，侧柏栀子二炭良，热邪传中津畏炽，速增生地麦冬勖。"医者依次落笔就绝不会开方不当。（图3-23）（图3-24）（图3-25）

　　另外有些歌诀中还说明了本方的原始出处或最早记载的典籍，如："《金匮》大黄附子汤""《温病条辨》益胃汤""苇茎汤方出《千金》"；有的说出了制方者的相关信息，如："王氏清暑益气汤""陶氏

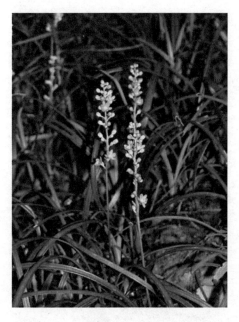

图3-24 麦冬（吴棣飞/摄）

百合科沿阶草属植物沿阶草，别名麦门冬。

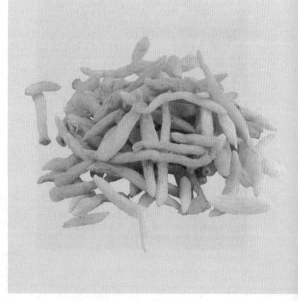

图3-25 麦冬（熊一军/摄）

百合科植物沿阶草的块根。性味甘，微苦，寒。入肺、胃、心经。用于肺燥干咳，津伤口渴，心烦失眠，肠燥便秘等。

柴葛解肌汤""牵正散是杨家方"等，使学习者产生更多的知识拓展与联想，帮助学习者了解歌诀所提典籍的主要学术特色以及医家学术思想等等。

中医汤头歌诀著作很多，最有名的当属清代汪昂所著《汤头歌诀》。中医必读四大经典著作《黄帝内经》《伤寒论》《金匮要略》和《温病条辨》，以及四小经典著作《医学三字经》《濒湖脉学》《药性歌括》和《汤头歌诀》，把《汤头歌诀》列入经典，足以说明此书对于学习中医的重要性。书中选录常用名方300余方，分为补益、发表、攻里、涌吐等20类，以七言歌诀的形式加以归纳和概括，将每个汤剂的名称、用药、适应

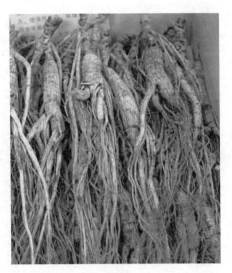

图3-26 中药人参，第八届中国（海口）国际旅游商品交易会（石言/摄）

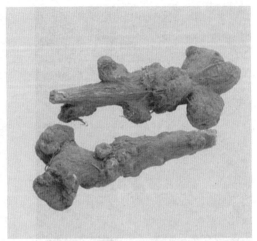

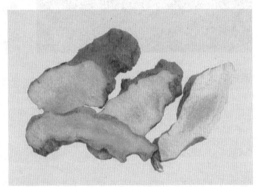

（右上）图3-27 白术（许旭芒/摄）

　　菊科植物，其根茎可入药，性温，味苦、甘。

（右中）图3-28 茯苓（许旭芒/摄）

　　多孔菌科植物，其干燥菌核可入药，性平，味甘、淡。

（右下）图3-29 甘草（许旭芒/摄）

　　豆科植物，其根与茎可入药，性平，味甘。

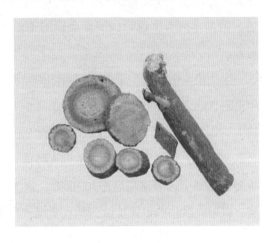

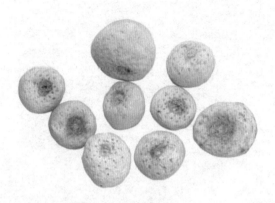

图3-30 半夏（许旭芒/摄）

　　天南星科植物半夏的块茎，性温，味辛，有毒。

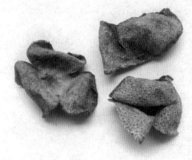

图3-31 陈皮（陈巧瑜/摄）

　　陈皮为小乔木植物橘及其同属多种植物的成熟果实的果皮，性温，味辛、苦。

证、随证加减等都写入歌中，内容简明扼要，音韵工整，一时成为医界的美谈。以补益之剂的第一首"四君子汤"为例："四君子汤中和义，参术茯苓甘草比。益以夏陈名六君，祛痰补气阳虚饵。除祛半夏名异功，或加香砂胃寒使。"诗中说明由君药人参、臣药白术、佐药茯苓、使药甘草这四味中药组成"四君子汤"，此药方名取"君子致中和"之意，主治脾胃气虚，是治疗脾胃气虚证的基础方，后世众多补脾益气方剂多从此方衍化而来。如果加上半夏、陈皮就是"六君子汤"了，兼有祛痰补气的功效。如果去除半夏，便称之为异功散，有益气补中、理气健脾的功效。胃寒时，还可以加入香砂。全歌仅42个字就说明了"四君子汤"命名的原由、药物的组成、主治功效以及临症用方时的加减，这就是汤头方歌的魅力！

（图3-26）（图3-27）（图3-28）（图3-29）（图3-30）（图3-31）

自然
之道

中国医药

4

神奇的医术

▌ 神圣工巧——中医的四诊

　　望、闻、问、切是中医诊断疾病的四种方法，又有神、圣、工、巧的别称，此称源自《难经·六十一难》："经言望而知之谓之'神'，闻而知之谓之'圣'，问而知之谓之'工'，切脉而知之谓之'巧'。"听起来十分典雅。

　　有人说四诊是扁鹊发明的，因为在《扁鹊传》中扁鹊给虢太子看病时说，秦越人治病，不用给病人切脉，听声，望色，审查形体，就可以说出疾病所在的部位。其实关于四诊的论述，在我国早期医学经典著作中就有记载。《素问·阴阳应象大论》中说："善诊者，察色按脉，先别阴阳，审清浊，而知部分；视喘息，听音声，而知所苦；观权衡规矩，而知病所主；按尺寸，观浮沉滑涩，而知病所生。以治无过，以诊则不失矣。"这段话的大意是：善于诊断的医生，必须观察病人的气色和切按病人的脉搏，首先分辨气色的阴阳清浊，从而得知得病的部位；还要观察病人的呼吸，听病人的声音，了解病人的痛苦；再观察脉象，判断病人患的是什么病及疾病发生的原因，这样就不会产生过错与失误。在《灵枢·邪气脏腑

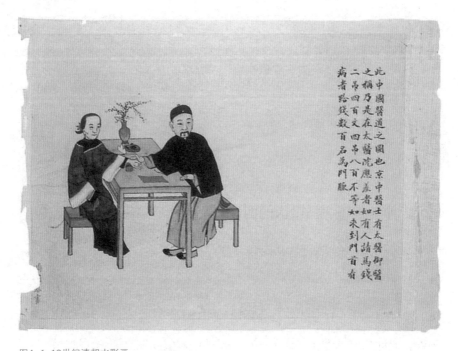

图4-1 19世纪清朝水彩画

　　图为医师为他的女病人把脉，把脉是中医学中最重要的诊断方法。

病形篇》中说得更简洁明了："见其色，知其病，命曰明；按其脉，知其病，命曰神；问其病，知其处，命曰工。"虽然全句讲的是何谓明、神、工，但是已经谈到望色、切脉、问诊。（图4-1）（图4-2）

　　《黄帝内经》论述诊法的内容很多，以《素问·脉要精微论》为例，着重讨论的就是望、闻、问、切的有关问题，介绍了望诊中的望神、望色、望体态；闻诊中听病人的言语、声音；问诊中的问病史、问大小便；尤其介绍了切诊，像诊脉的态度、最佳时间、常人的脉象、病脉、死脉等等，而且语言优美，韵律和谐，论述透彻。还有的散见于多篇，只要稍加归纳，就可以看出其蕴藏着丰富的内容。

谈到望诊的有：《灵枢·五色篇》"视色上下，以知病处"，"赤色出两颧，大如母指者，病虽小愈，必卒死"和《灵枢·五阅五使》"肺病者，喘息鼻胀；肝病者，眦青；脾病者，唇黄；心病者，舌卷短，颧赤；肾病者，颧与颜黑"，这些讲的是望色；《素问·经脉别论》"诊病之道，观人勇怯、骨肉、皮肤，能知其情，以为诊法也"，这些讲的是观察病人的形态；《素问·刺热论》肺热病者，"舌上黄"和

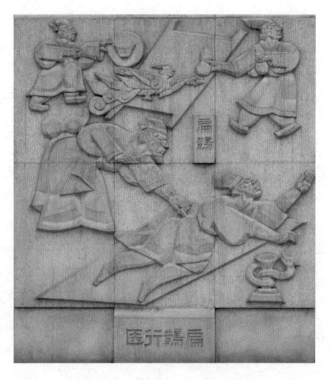

图4-2　《圣贤史迹图》之"扁鹊行医"，济南泉城广场的齐鲁文化长廊浮雕群（俄国庆/摄）

《灵枢·热病》"舌本烂、热不已者死"，这些讲的是看舌苔。谈到闻诊的有：《素问·阴阳应象大论》"听音声而知所苦"和《素问·刺热论》"肝热病者……热争则狂言及惊"，这些讲的是听病人言语之声而判断疾病。谈到问诊的有：《素问·三部九候论》"必审问其所始病，与今之所方病"和《素问·疏五过论》"凡欲诊病者，必问饮食居处，暴乐暴苦，始乐后苦"，这些讲的是问诊最基本的内容。

　　中医看病又讲究"四诊参合"，也就是要将望、闻、问、切诊察的结果综合起来分析病情，这样得出的结果更全面准确。明代医学家李中梓

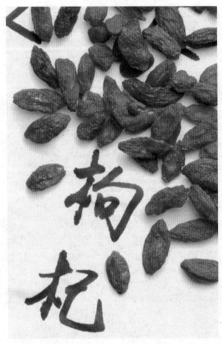

图4-3 枸杞（老边/摄）

枸杞是茄科枸杞属植物的成熟果实，性平，味甘。

在他的著作《医宗必读》中谈到有的病人不懂"四诊参合"的道理，故意隐瞒病情，只用切脉考察医生是否高明时说："不知自古神圣，未有舍望、闻、问，而独凭一脉者。且如气口脉盛，则知伤食，至于何日受伤，所伤何物，岂能以脉知哉？"

中医认为"有诸内必形诸外"，就是身体内在的病变一定会在人体的外表显现出来，就像人的喜怒往往会形于色，这正是望、闻、问、切四诊的依据。随着中医理论的实践与发展，今天望、闻、问、切四诊的内容更加丰富，"察言观色"之间就能发现疾病的苗头，特别是每天上班的人，在快节奏的生活中，只要早晨抽出一点时间对着镜子看一看自己的脸，就能发现不少需要注意的问题。如果你的眼圈发黑，脸色晦暗，就有可能是肾虚的表现，应适当多吃一些补肾的食物，如核桃、黑芝麻、枸杞等；如果是面颊发红，有可能是高血压的征兆，就要经常量一量血压，减少吸烟量或者戒烟；如果是脸上出现了色斑，有可能是气血津液流通不畅而肝脾肾虚，就要疏通经络，补足气血，加强运动，同时少吃寒凉的食物，多吃补血、补肾、性温的食物；再如正常人的嘴唇应该红润，干湿适度，润滑有光，如果你的唇色苍白，就有贫血的可能，要多吃补血的大枣、红小豆，相反如果嘴唇过红，就有可能上火，应该吃去火的食物。（图4-3）（图4-4）

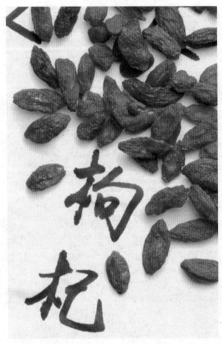

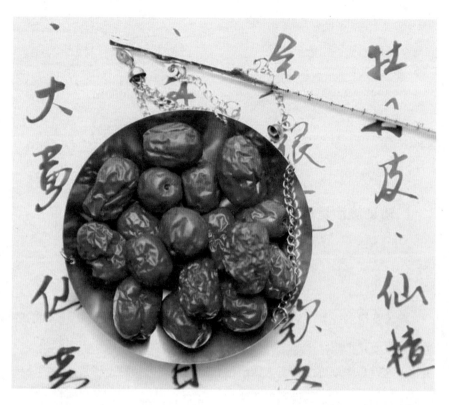

图4-4 红枣（刘军/摄）

鼠李科枣属植物，性温，味甘。

　　"望诊"仅仅是四诊的内容之一，但是由于学习起来比较简单容易，对于我们了解自己的身体状况，预防疾病的发生最有帮助。因此为了自己的健康，我们不妨学习一点四诊的常识，特别是学会"察言观色"！

▌辨证施治是良方

在《黄帝内经》中，黄帝曾问臣子岐伯："医之治病也，一病而治各不同，皆愈，何也？"这个问题提得十分精妙，一下抓住了中医的核心与实质，这就是辨证施治。有人说辨证施治是中医的精髓，还有人说辨证施治是中医的灵魂，这些说法都不为过。根据每个人不同的具体情况对其疾病进行分析，从而进行个体化的治疗，这是中医的重要特征。《华佗传》曾记载过这样一个医案：府吏倪寻和李延同时得了病，都感觉头痛发热，没有什么不同，于是一起到华佗那儿看病。但是华佗给他们的药却不一样。给倪寻的是发汗解表的药，给李延的却是攻下的药。于是有人质问华佗：为什么一样的病，给两人的药却不一样呢？华佗回答说：倪寻是外实证，李延是内实证，两人病证不同，当然治法不同。这个医案故事真实地反映了中医辨证施治的特色。（图4-5）

辨证施治包括两方面的内容：辨证和施治。辨证是分析、辨识疾病的过程。要把望、闻、问、切四诊所获得的病人症状、体征以及其他临床资料综合起来，再运用中医理论进行辨证分析，辨清疾病的原因、性质、部

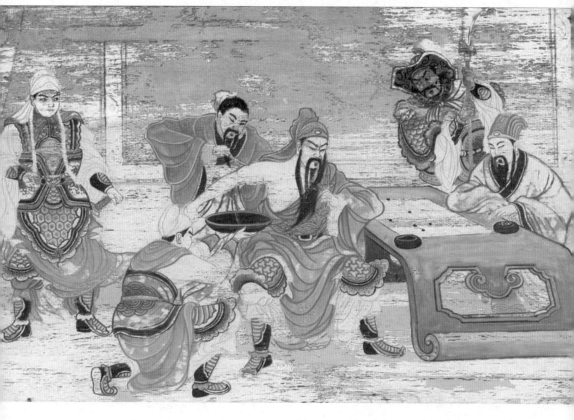

图4-5 神医华佗为关公刮骨疗伤，彩画，
河南开封山陕甘会馆牌楼（聂鸣/摄）

中医治病，在"望闻问切"之后，要根
据具体病情，加以治疗。华佗给关公刮骨疗
伤就是中医对症施治的一个很好的例子。

位，以及病情的发展趋势、邪正盛衰，进而判断属于什么病症。施治是
在辨证的基础上，根据不同证候，采用相应的治疗方法，遣方用药。因此
辨证是施治的依据，施治是辨证的目的。辨证施治把人体的内在联系，疾
病的发展变化规律联系起来，既不同于对症治疗，也不同于西医的辨病治
疗。以日常生活中最常见的感冒病来说，西医会根据患者发热、头痛、咳
嗽等病情给以退烧、镇痛、止咳等药物。中医则根据发病的季节、症状以

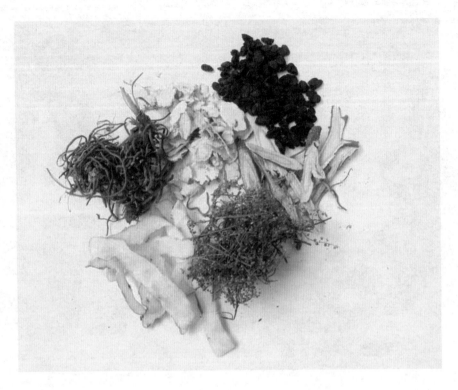

图4-6　可治感冒的中药：玉竹、淡豆豉、
白薇、桔梗、青蒿、甘草

及脉象等等的差别，把感冒分为风寒感冒、风热感冒、暑湿感冒三种。风寒感冒主要症状为发热怕冷，头痛，咽喉发痒，鼻塞等；风热感冒主要症状就不同了，恶寒轻，发热重，头胀痛，咽喉肿痛，口微渴，少汗出，咳嗽吐黄痰等；暑湿感冒主要是身热，稍微恶风，汗少，肢体酸重或疼痛，头昏重胀疼，咳嗽痰黏，鼻流浊涕，心烦口渴，小便短赤等等。根据感冒类型的不同，治疗用药也不相同。（图4-6）（图4-7）

　　中医辨证施治的历史非常悠久，早在《黄帝内经》时期就基本奠定了中医辨证施治的体系，即把诊治疾病概括为一个以审察病因、分析病位、

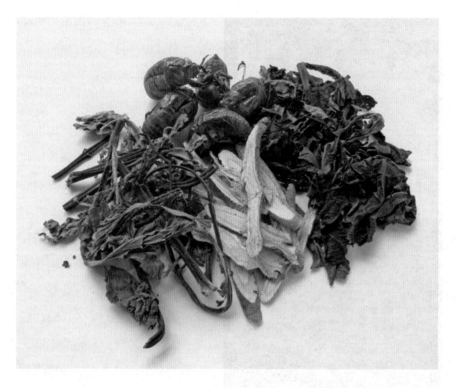

图4-7 可治感冒的中药：大青叶、薄荷、
蝉蜕、甘草

判断性质、辨析病证轻重缓急和动态变化等为要素的过程，在此基础上予
以治疗。这个时期辨证施治的特点是高度综合。从东汉张仲景起，许多医
家在《黄帝内经》的基础上，结合各自的理论心得和实践体会，针对不同
病证，分别对六经、卫气营血、八纲、脏腑、三焦等辨证施治方法进行了
深入研究，并且不断充实发展，从而使各种辨证纲领先后从《皇帝内经》
的综合辨证施治体系中分化独立出来。

六经辨证是张仲景在《伤寒杂病论》中提出来的。六经，指的是太
阳、阳明、少阳、太阴、少阴、厥阴，也就是三阴三阳。六经辨证，是把

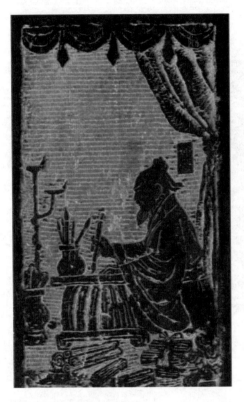

图4-8 《张仲景史画》"著书立说"，河南省南阳市医圣祠（聂鸣/摄）

该图反映的是张仲景撰写《伤寒杂病论》时的情景。

外感病发生、发展过程中所表现的各种不同证候，按疾病的不同性质分为三阳病证和三阴病证六个证型进行治疗。（图4-8）

卫气营血辨证是六经辨证的发展，也是外感热病常用的一种辨证方法，它代表病证深浅的四个不同层次或阶段，用以说明某些温热病发展过程中的病情轻重、病变部位、各阶段病例变化和疾病的变化规律，这就是中医常说的"卫之后方言气，营之后方言血"的道理。温病的发展，一般是按卫、气、营、血这四个阶段传变的。病在卫分或气分为病浅，病在营分或血分则为病深。中医把感染性热性病统称为温热病。温热病的发病特点是，起病急，发展快，变化多，如常见的感冒、流感、麻疹、肺炎、流脑、乙脑、伤寒、流行性出血热等许多传染病、流行病多属于该病范畴，中医多按卫气营血来进行辨证施治。

八纲辨证是最基本的辨证方法。八纲是辨证的总纲，包括阴、阳、表、里、寒、热、虚、实。八纲辨证就是运用八纲的理论对四诊所掌握的各种临床资料进行分析综合，以辨别病变的部位、性质、邪正盛衰及病证类别等情况，从而归纳为表证、里证、寒证、热证、虚证、实证、阴证、阳证。比如一个患者主诉头痛，那么首先要分清头痛的性质，是虚是实，是外邪侵犯引起的头痛还是脏腑本身病变引起的头痛等等。

三焦辨证的创始人是清代医家吴鞠通。自他以上、中、下三焦论述温病的证治以来，三焦辨证就成为温病辨证的方法之一。这是依据《黄帝内经》关于三焦所属部位的概念，在《伤寒杂病论》及叶天士卫气营血辨证的基础上，结合温病传变规律的特点而总结出来的，着重阐述了三焦所属脏腑在温病过程中的病理变化，证候特点及其传变的规律。三焦

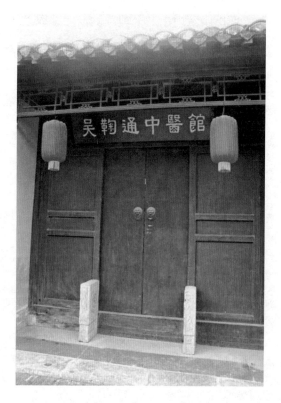

图4-9 吴鞠通中医馆，江苏省淮安市楚州区河下古镇

辨证认为：温病一般始于上焦手太阴肺，然后传入中焦脾胃，最后终于下焦肝肾。但是，由于温病有风温、春温、暑温、湿温、秋燥、伏暑、瘟疫等不同种类，因此，它们的发病和传变规律不尽相同。如暑温初起，即可表现为中焦病症。此外，三焦病证亦可以相兼互见，如湿温初起，多上、中二焦同时发病。（图4-9）

以中国"非典（非典型肺炎）"为例，中医中药所显现出的威力和疗效为世人所公认。按照"非典"的临床症状表现，它属于中医温病的范

畴，所以中医对于"非典"的治疗采取以"清热透邪，解毒化淤"的方法，在对由病毒引起的发热方面，中医有很好的经验。当时正是由于中医药的介入，奇迹才悄然发生，死亡率才降了下来。为此香港《亚洲周刊》曾刊载大幅篇章介绍中华医学的博大精深与奇丽壮美。

▌ 从砭石到铜人

什么是砭石？汉代许慎的《说文解字》说："砭，以石刺病也。"《山海经·东山经》也记载："高氏之山，其上多玉，其下多针石。"西晋郭璞解释说，这种石头可以做成砭针，治疗臃肿病。《春秋经》里还说："美疢不如恶石。"即认为美言疾病，不如用砭石去治疗疾病。服子慎注："石，砭石也，季世无复佳石，故以铁代之耳。"因此"砭"是石针，是铁针发明之前用来针刺治病的，是一种古老的针刺器具。（图4-10）

中医经典著作《素问·异法方

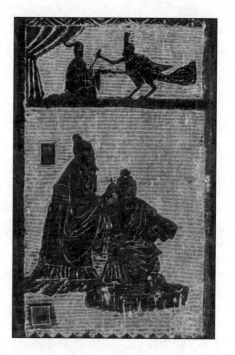

图4-10 《张仲景史画》"砭石针灸疗疾病"，河南省南阳市医圣祠（聂鸣/摄）

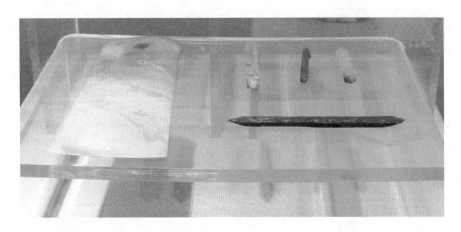

图4-11 玉砭石，山东莒县大朱家村出土，莒县
博物馆藏（俄国庆/摄）

宜论》记载了用砭石治疗痈疡病："东方之域……故其民皆黑色疏理（皮
肤粗疏），其病皆为痈疡，其治宜砭石。"《灵枢·玉版》说："其已
成脓血者，其惟砭石、铍针之所取也。"《史记·扁鹊传》里扁鹊在给齐
桓侯看病时说："疾之居腠理也，汤熨之所及也；在血脉，针石之所及
也。"这里的"石"，指的也是砭石。（图4-11）

　　现在有人考证认为"泗滨浮磬"就是砭石。

　　泗滨原本是出磬的地方，1978年，山东省滕州曾出土春秋时期的"泗
滨编磬"，这套磬共由13枚磬石组成，可惜其中已有两枚破损。为了弥补
这一不足，经过苦苦寻找，在明代权妃墓旁，发现了这种响石。后来在发
现"泗滨浮磬"的过程中，又意外发现此石就是我国古老的针刺器具——
"砭"。

　　用"泗滨浮磬（石）"可以做成多种形状的砭具，治病可以有多种
手法，即感、压、滚、擦、刺、划、叩、刮、拍、揉、振、拔、温、
凉、闻、挝，称为砭术十六法。又经研究部门的检测，发现"泗滨浮磬

（石）"无放射性，对人体无害，并有奇异的能量场，作用于人体可产生红外热像并可循经而行，接触人体表皮，则可以使小血管和毛细血管中的血液加快流动。砭石还含有三十几种对人体有益的微量元素，其中锶的含量最高，摩擦此石亦能发出超声波脉冲，因此"泗滨浮磬（石）"除了被制作成医疗器具刮痧板、石磙、石锥等，还被制成各种保健饰品，如石梳、石项链、石手链、石枕垫等。

由砭石开始，针刺器具大约经历了砭石→箴石→箴→鍼→针的发展过程，而材质则也由砭石到石针、竹针、木针、骨针、青铜针、铁针、金银针等等。

在针刺器具发展过程中，最有代表性的重大事件就是"针灸铜人"的制成，它不仅推动了针灸的标准化、规范化，而且作为考试工具，前后使用达百年之久。（图4-12）（图4-13）

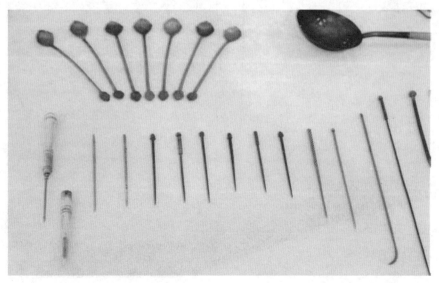

图4-12 北京御生堂的各种针灸针（聂鸣/摄）

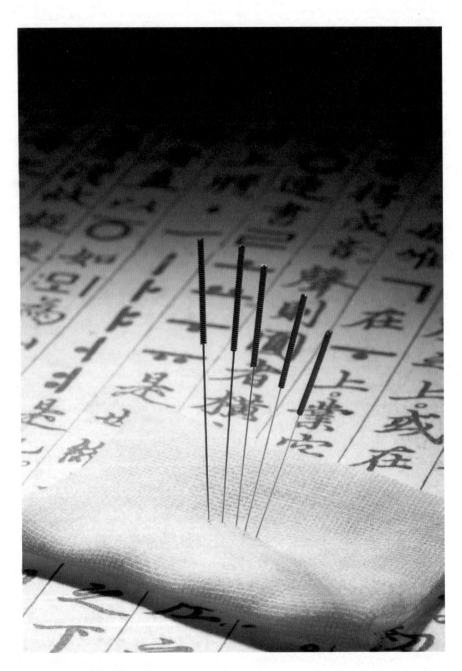

图4-13 医用针灸针（老边/摄）

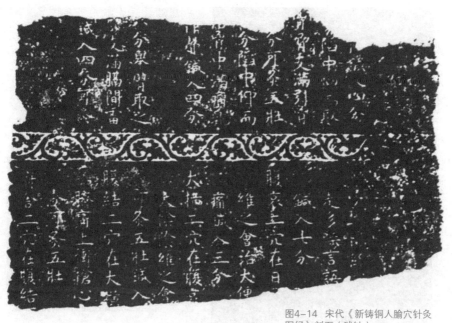

图4-14 宋代《新铸铜人腧穴针灸图经》刻石（残缺）

　　"针灸铜人"简称"铜人"，是由北宋医官王惟一负责设计，朝廷组织全国的能工巧匠进行铸造的。王惟一是北宋著名的医学家，曾历任宋仁宗、英宗两朝的医官。

　　北宋以前，医生主要是凭借自己的经验和对针灸医学书籍的理解给病人看病扎针，并没有一个针灸取穴的标准，在取穴过程中非常容易失误。为给针灸经穴重新制定国家标准，宋天圣四年（1026），宋仁宗诏令国家医学最高机构医官院编撰《新铸铜人腧穴针灸图经》。王惟一经过三年的努力，完成了新的针灸经穴国家标准的制定，不仅统一了经穴，使之规范化，而且还对经穴进行考订，使之更加丰富完备。为便于保存，王惟一还将《图经》分别刻在5块石碑上。但是宋仁宗认为，心里了解哪里比得上眼睛看得明白，写在著作上的文辞不如实际考察模型清楚。于是再次诏令根

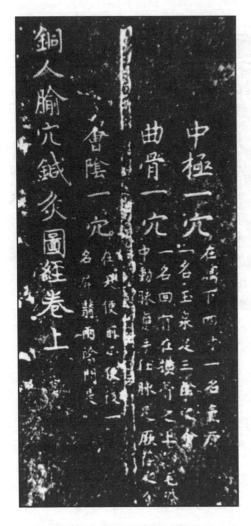

图4-15 明代《铜人腧穴针灸图经》刻石拓片

卷上载任脉穴部分文字，碑刻于明朝正统八年（1443），今存石刻拓本四部。

据《新铸铜人腧穴针灸图经》铸造针灸铜人。当时针灸铜人共铸成了一模一样的两具，被后来的人们称为"宋天圣针灸铜人"。（图4-14）（图4-15）

针灸铜人的原型是一个青年男子，身高1.73米左右，下身穿短裤，配有腰带，刻有头发及头冠，持立正的姿势，两臂平伸，掌心向前。前后两部分利用特制的插头可以进行拆卸组合，铜人上标有657个穴位名称，若按照双穴对应，两穴计为一穴，则是354个穴位。所有穴位都凿穿小孔。在周密的《齐东野语》里是这样描述铜人的："铜人全像，以精铜为之，藏府无一不具，其外腧穴则错金书穴名于旁，凡背面两器相合，则浑然全身。"铜人的用处不仅仅是作为学习的模型，还是考试用的工具。《齐东野语》还记载："盖旧都用此以试医者。其法外涂黄蜡，中实以汞，俾医工以分析寸，案穴试针，中穴则针入而汞出，稍差则针不可入矣。"由于用黄蜡完全遮盖了经脉穴位，所以考生当时并不能看见具体的穴位，只有

94

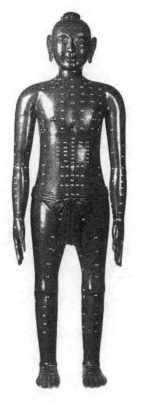

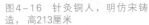

图4-16 针灸铜人，明仿宋铸
造，高213厘米

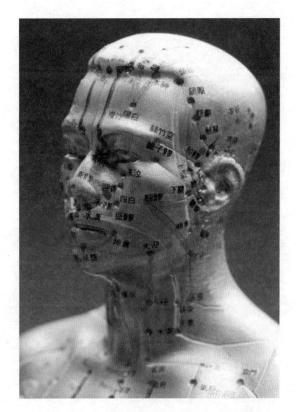

图4-17 针灸铜人模型

依据平时学习的知识进行针刺。如果一针下去，穴位扎准了，就会针入汞出，
铜人体内的水银会流出来；如果扎错了，就不会有汞流出。（图4-16）（图4-17）

　　宋天圣针灸铜人的下落至今仍是一个谜，有人考证藏在圣彼得堡艾尔
米达什博物馆，有人考证藏在日本东京博物馆。然而不管收藏在何处，都
在显示着中国古老针灸学的神奇作用，显示着中国人对世界医学的贡献，
显示着中国人的智慧与才华。

▌酒的发明与药用

《周礼·天官·酒正》记载："辨四饮之物，一曰清，二曰医，三曰浆，四曰酏。"唐代贾公彦解释说："二曰医者，谓酿粥为醴则为医。"也就是说用粥酿成的酒就叫"医"。唐代皮日休《茶中杂咏》序说："又浆人之职，共（供）王之六饮，水、浆、醴、凉、医、酏，入于酒府。"也说明"医"是粥加曲蘖酿成的甜酒。

"医"又指医生，它的繁体字是"醫"，在汉代许慎的《说文解字》里解释为"治病工也"，又说"医之性然得酒而使"，又"酒，所以治病也"。由此可以看出"酒"和医之间的密切联系，从"酒"的造字之初就和治病相关联，在《汉书·食货志》中还有"酒为百药之长，饮必适量"的论述。

酒是怎样发明的呢？

晋人江统在《酒诰》里说："酒之所兴，肇自上皇；或云仪狄，一曰杜康。有饭不尽，委余空桑，积郁成味，久蓄气芳，本出于此，不由奇方。"酒在原始社会，是人们把剩余的野果和谷物，储存在陶罐里，经过雨水浸泡，使罐里的食物久蓄自行发酵而成。至于人工酿酒源于何时，尚无定论。但古代的人们往往把事物的起源归于某个人的发明，这虽然不足以考据，却是一种文化认同现象。（图4-18）

以下就是几种关于酒发明者的传说。一种说法认为是仪狄发明酿酒。相传夏禹时期，仪狄发明了酿酒，在《吕氏春秋》里有"仪狄作酒"的记载。《战国策》则更详细地说明："昔者，帝女令仪狄作酒而美，进之禹，禹饮而甘之，曰：'后世必有饮酒而亡国者'。"大禹喝了酒，认为十分甘美，并认定后世一定会有沉溺于美酒当中而亡国的国君。

另一种说法是杜康酿酒。《说文解字》中解释"酒"字的条目中说：

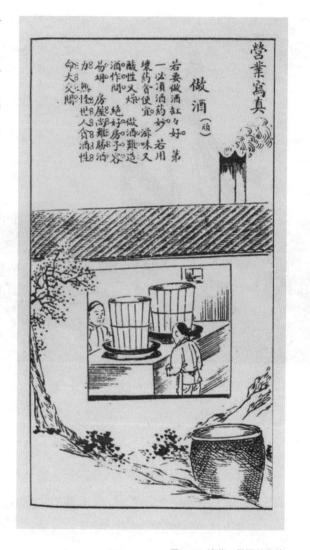

图4-18 清代，做酒的作坊

97

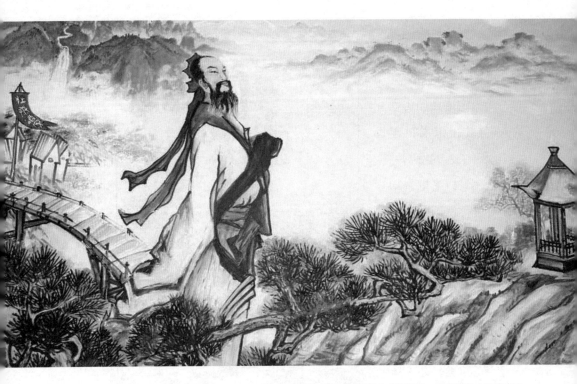

图4-19 酒祖杜康，丽京门九龙殿壁画，河南洛阳（聂鸣/摄）

"杜康作秫酒。"又经过曹操《短歌行》的诗句"何以解忧，唯有杜康"的咏唱，有些人心中便认定了杜康是酒发明者。（图4-19）

　　还有人认为酿酒始于黄帝，因为在《素问·汤液醪醴篇》中记载了黄帝与岐伯讨论酿酒的情景。最带有神话色彩的说法是"天有酒星，酒之作也，其与天地并矣"，认为酒是天星所作，它的历史和天地一样久远。尽管这些传说各不相同，却大致说明酿酒早在夏朝或者夏朝以前就存在了，这一点已被考古学家所证实，因为从出土的酿酒器具来看人工酿酒已有4000多年的历史了。（图4-20）（图4-21）（图4-22）

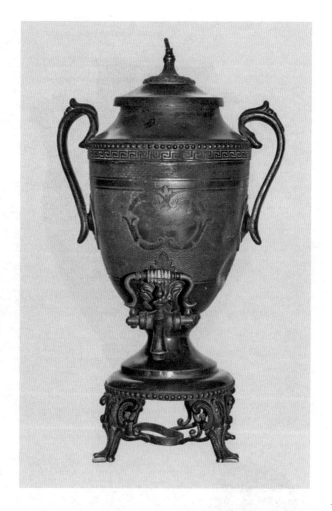

图4-20　古代酿酒壶，天津古雅博物馆（李鹰/摄）

　　酒在医学上的应用，是中国医药史上的一大发明。《扁鹊传》记载，中庶子在与扁鹊谈到上古名医俞跗时说他治病"不以汤液醴洒"，"醴洒"指的就是药酒，可见在上古时代酒就已经在治病中应用了。张仲景在《伤寒杂病论》中有21个方子用到了酒，用法有很多种：酒水合煎法、酒送服法、酒浸药法、酒煎药法、酒洗药法等。元朝忽思慧写的《饮膳正

99

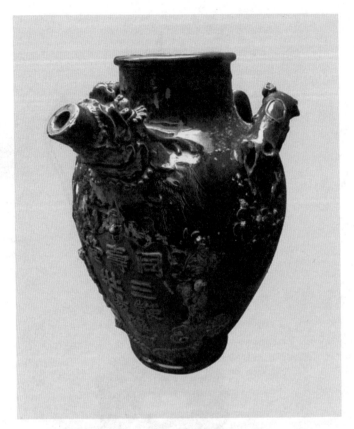

图4-21 "同寿堂"药酒大壶，广东省博物馆新馆"广东历史文化陈列"展厅（冯冬莉/摄）

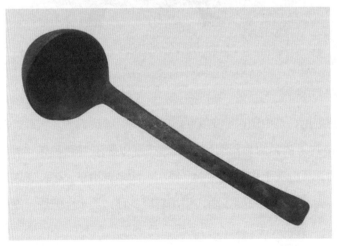

图4-22 战国时期铜"吉羊"纹药酒勺，北京御生堂中医博物馆展品（樊甲山/摄）

要》是一部元代宫廷饮食谱，也是现存最早的我国古代营养保健学专著。书中对酒有这样的评价："酒主行药势，杀百邪，通血脉，厚肠胃，消忧愁。"就是说酒可以加强药力的运行，酒性善行，能借以引导药物的效能到达需要治疗的部位，从而提高药效。酒还可以杀死毒邪，疏通血脉，开胃下食，消除忧愁。李时珍认为"酒，天之美禄也"，"少饮则和血行气，壮神御寒，消愁遣兴；痛饮则伤神耗血，损胃亡精，生痰动火"。在《本草纲目》里记载了"酒蒸""酒服""酒煮""酒浸""热酒化"等酒在药物炮制中的多种用法。据有人统计该书共记载了200多种中药酒，如五加皮酒可以"去一切风湿痿痹，壮筋骨，填精髓"；黄精酒可以"壮筋骨，益精髓，变白发，治百病"；人参酒"补中益气，通治诸虚"，等等。明清以来补益性药酒明显增多，加上在很多药酒的配方当中都慎用温热燥烈的药物，而采用平和之品，这对药酒的繁荣起了积极的作用。像枸杞子，味甘，性平，是补肾之药。现代研究认为枸杞子对糖尿病、高脂血症、肝功能异常、胃炎等都有一定治疗作用。用枸杞泡酒，制作简单，只要将枸杞子淘洗干净，放入瓶中，再加入白酒，加盖密封，放置在阴凉干燥之处，每日摇动一次，一周以后就可饮用。枸杞子酒还有一个好听的别名叫"神仙酒"，有养血明目、乌发养颜、延缓衰老的功效，是适合老年人常饮的药酒。（图4-23）

今天，在我国重大节日时还有饮酒的习俗，里面多有中药。如端午节饮"菖蒲酒"，中秋节饮"桂花酒"，重阳节饮"菊花酒"，除夕饮"屠苏酒"。朝鲜族饮的"岁酒"，以大米为主料，配以桔梗、防风、山椒、肉桂等多味中药材，类似于汉族的"屠苏酒"。这些成为我国酒文化中最精华的部分，为各族人民代代相传。（图4-24）

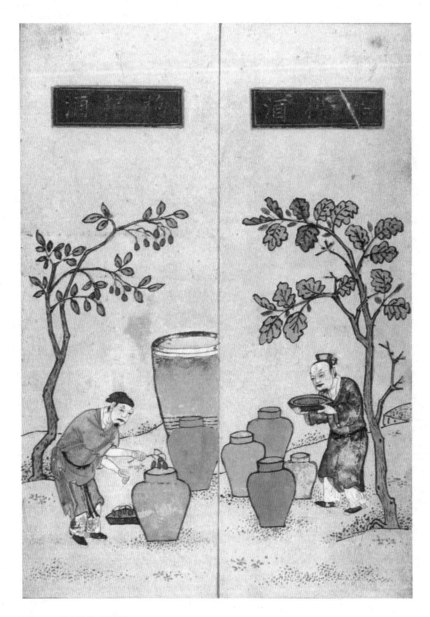

图4-23 枸杞酒和桑葚酒

　　枸杞酒具有滋肾助阳、温阳利水的功效。桑葚酒具有滋补、养身及补血的功效。

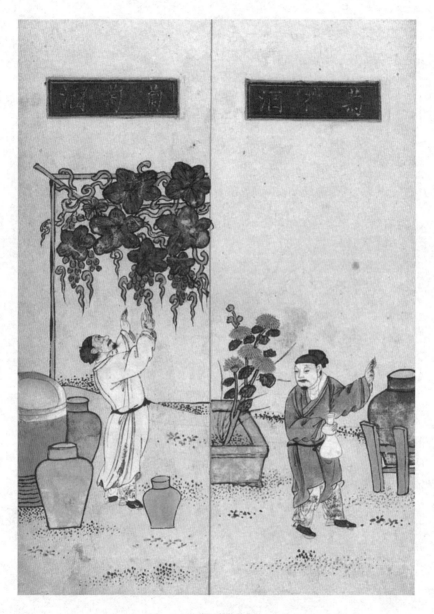

图4-24 葡萄酒和菊花酒

　　葡萄酒是以鲜葡萄或葡萄汁为原料，经全部或部分发酵
酿制而成。菊花酒由菊花与糯米、酒曲酿制而成，古称"长寿
酒"。其味清凉甜美，有养肝、明目、健脑、延缓衰老等功效。

103

自然之道

中国医药

5

妙手回春的名医

▎ 起死回生的扁鹊

扁鹊是我国第一位在史书上有详细记载的医学家。(图5-1)

扁鹊学医经历十分神奇。据司马迁《史记》记载，他年少时做客舍的主管，有个叫长桑君的客人经常来，扁鹊认为他很奇特，总是非常恭敬地接待他，长桑君也认为扁鹊非同一般。两人交往了10多年，忽然有一天长桑君避开众人叫来扁鹊，悄悄地对他说："我已年迈，有秘藏之药，想传授给你，你千万不要泄露给外人。"扁鹊说："好吧！"看扁鹊应允了，长桑君就拿出怀中秘藏之药给了他，嘱咐说要用"上池之水"，也就是从天上

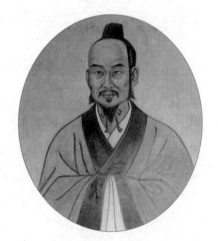

图5-1 扁鹊像（谢炎午/摄）

扁鹊，姓秦，名越人，战国时名医，尊称扁鹊。精于内、外、妇、儿、五官等科，应用砭刺、针灸、按摩、汤液、热熨等方法治疗疾病，被尊为医祖。

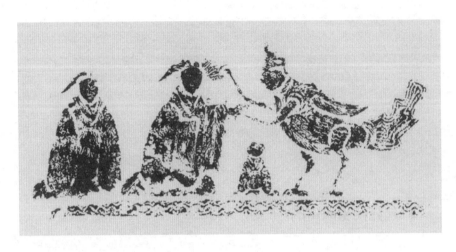

图5-2 《扁鹊行针图》，汉代画像石，山东微山出土

图为人首鸟身的神医扁鹊为病人针刺治疗的场景。

降下来但还没落到地上的水，像露水、霜雪及竹木上的水之类，把药送服下去，30天过后就能看到别人看不到的东西了。长桑君把自己的秘藏给了扁鹊之后，一下子不见了。扁鹊猜测，他恐怕不是常人而是神仙吧？于是扁鹊按照长桑君说的方法吃了药，30天过去了，竟能隔墙视物，清楚地看到矮墙另一边的人。扁鹊用这种本领，完全能清楚地看到病人五脏疾病所在，而脉象诊察只不过是名义罢了。（图5-2）

　　一次，扁鹊来到虢国，看到那里的百姓在举行祈福消灾的仪式，就问是谁病了。一位喜欢方药的官员（中庶子）说，太子突然昏厥而死，死了不到半日。扁鹊问明了详细情况，说："我是渤海的秦越人，听说太子不幸死去，我能使他死而复生。"中庶子根本不相信，说："先生您该不会是骗我吧？我听说上古的时候有个神医叫俞跗，治病不用汤药酒剂、针刺导引、按摩热敷等一般方法，而是一经诊察就能看出疾病所在，然后再按照五脏的穴位割开病人的皮肤肌肉，疏通筋脉，按压脑髓，持取膏肓，梳理膈膜，洗涤肠胃。您医术要是能如此，太子就有可能救活；没有这样治病的本领却想救活太子，恐怕连刚会笑的小孩你也骗不了吧。"扁鹊听了之后仰天叹息说："你这是从狭小的管子里看天，从缝隙里看图案，所见太狭隘了。"于是详细告诉他虢太子患的只是一种突然昏倒不省人事的尸厥症，好的医生能治，庸医就会认为很危险。

中庶子把扁鹊的话告诉了虢君，虢君就把太子托付给扁鹊。扁鹊亲自察看诊治，让弟子磨研石针，刺百会穴；又做了药力能进入体内五分深的熨药，再用八减方（药名）的药混合使用之后，太子竟然一下子坐了起来，和常人无异。扁鹊继续调补他的阴阳，两天以后，太子完全恢复了健康。从此以后，天下人都传言扁鹊能"起死回生"，但扁鹊却否认说："我不能救活死人，只不过是把不当死去的病人治愈罢了。"

也许有人会说扁鹊"起死回生"是传说，不可当真。但是只要考察一下中医最早的理论著作《黄帝内经·素问》就可知道，其所记载的尸厥病的症状和虢太子的情况十分相似，所以扁鹊"起死回生"应是确有其事。而《鹖冠子·世贤》篇中一段有趣的对话则道出了扁鹊"名闻于天下"的另一个原因。

一天，魏文王问扁鹊："你们家兄弟三人，都精于医术，到底哪一位最好呢？"扁鹊答："我的大哥医术最好，二哥次之，我最差。"文王再问："为什么这样说呢？"扁鹊答道："我大哥治病，是在病未发作之前看病人的神气，在病情发作前就已去除了它。一般人因为不知道他能事先铲除病因，所以觉得治疗没什么明显的效果，他的名气也就无法传出，只有我们家人才了解。我二哥治病，是治病于病情初起的时候，看上去就像他只能治疗轻微的小病，所以他的名气只在我们乡里流传。而我扁鹊治病，是在病情已经严重的时候治疗。常人看到我在经脉上刺针，在皮肤上敷药，用麻药让人昏迷，做的都是些不可思议的大手术，自然以为我的医

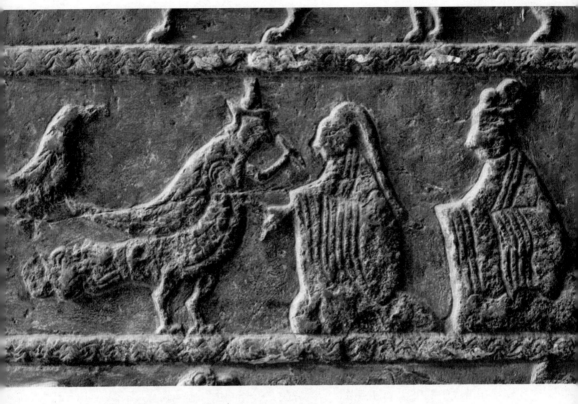

图5-3 扁鹊疗伤画像石（局部），山东曲阜孔庙（聂鸣/摄）

术高明，因此名气响遍全国，远远大于我的两位哥哥。"文王感叹道："你说得好极了！"这段对话通过兄弟三人医术高低的比较，说明了在疾病不同阶段治疗会有不同效果。扁鹊对医术的认识和谦虚谨慎的态度，告诉我们防病于未然的重要性。（图5-3）

扁鹊还提出了"六不治"的理论，即：骄傲放纵，重视钱财轻视生命，衣服饮食不能根据病情加以调适，阴阳不和脏气不定，身体瘦弱不堪药力和相信巫神而不相信医生，只要有这六种情况中的任意一种，病就很难治好。假如能在疾病处于隐匿未发作的阶段就让高明的医生进行治疗，那么不仅病能治好，还可长保身体安康。

图5-4 扁鹊墓，河南
汤阴县伏道村（王子
瑞/摄）

据《汤阴县志》
记载，扁鹊墓庙周
围，有艾园数十亩，
奇香异常，能医多种
疾病，被明代列为贡
品之一。如今，有关
扁鹊墓旁的艾草能治
百病等传说仍在民间
广为流传。

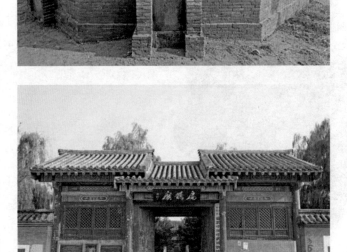

图5-5 扁鹊庙，河南
汤阴县伏道村（王子
瑞/摄）

图为河南汤阴县
伏道村的扁鹊庙。相
传扁鹊遇刺被害死于
此处，当地百姓遂在
当地埋葬了扁鹊，并
为其建冢立庙。

　　扁鹊的名声传遍天下还有一个原因就是他热爱百姓，会根据各地不同
的习俗行医。他到了赵国邯郸，看到那里的人尊重妇女，就做妇科医生。
来到洛阳，看到这里的人们敬重老人，就做耳科、眼科、痹症的医生，因
为老年人常患这些病。来到咸阳，听说秦国人特别喜欢小孩，就做了儿科
医生。作为一名能够"起死回生"的名医，扁鹊这种入乡随俗、急民所需
的行为真是难能可贵啊。（图5-4）（图5-5）

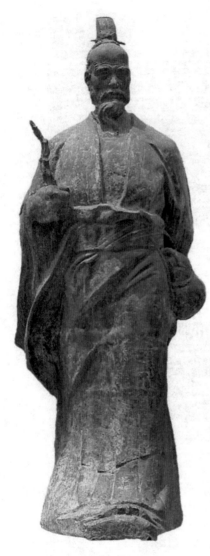

图5-6　扁鹊铜像，河南汤阴县伏道村（谢炎午/摄）

著名史学家司马迁说过："女无美恶，居宫见妒；士无贤不肖，入朝见疑。"秦国的太医令李醯自知医术不如扁鹊，就派人刺杀了扁鹊。扁鹊正是因为他高超的医术遭人嫉妒，最终被害而死。

扁鹊一生没有留下什么著作，《汉书·艺文志》中载有《扁鹊内经》9卷、《扁鹊外经》12卷等，大多是托名扁鹊的著作，但是关于他起死回生的医案故事却流传至今。

扁鹊一生四海行医，足迹遍布大半个中国。因此，今天很多地方都有扁鹊墓：在河南汤阴县东南15里，有土岗名叫伏道岗，相传扁鹊在这被刺杀，至今尚有扁鹊墓和元、明、清等时期的碑刻；在山西省永济县清华镇也有扁鹊祠和墓，墓前有石羊和宋、明年间的石碑；在陕西临潼县东北30里南陈村也有扁鹊墓；而在河北邢台内丘县境内的扁鹊庙，是中国最早、最大、最著名的纪念扁鹊的古建筑，历代帝王官宦、文人骚客常常到此观光览胜，朝山祭圣，为这里留下了许多纪念扁鹊的珍贵诗碣、碑刻、石刻等文物古迹。（图5-6）

▌苍生大医孙思邈

陕西耀州有一座药王山。药王
山因其音清澈悦耳，唐天宝年间更
名"磬玉山"。又因其由顶平如
台的五峰环拱组成，后又叫五台
山。唐代医学家孙思邈曾长期隐居
于此，因民间尊奉孙思邈为"药
王"，此山遂得"药王山"之名。

药王山高800多米，林木葱
郁，寂寥清幽；山上洞壑幽邃，曲
径盘绕；苍松翠柏掩映之间，佛
寺道观，殿宇轩昂。彩柱雕梁的壮

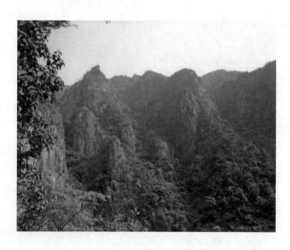

图5-7 药王山，陕西耀州

阔山门之外，有药工孙思邈巨型汉白玉雕像肃立，进了山门，转过一个山
弯，远远就看见北山崖壁上5个行书大字：中国药王山。为纪念孙思邈，后
人在此修庙、建殿、塑像、立碑，药王山遂成为著名的医宗圣地。(图5-7)

111

孙思邈是一位长寿的医学家，经历了隋唐两个朝代，活了100多岁。据《旧唐书·孙思邈传》记载，他少年时，聪明绝顶，过目成诵，（北）周洛州总管独孤信（北魏、西魏、北周时著名将领）见到他，非常惊奇，认为他是"圣童"。后来孙思邈染上了风冷之疾，经常找医生看病，汤药的花费，耗尽了家里的财产，所以他在青衿的求学时代，就很崇尚医学典籍，立下了学医济世的志向，并坚持这个理想，一直到白首。(图5-8)

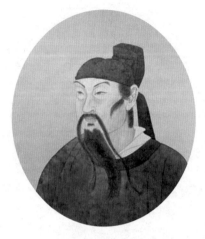

图5-8　孙思邈像，中国阿胶博物馆（俄国庆/摄）

孙思邈一生曾有三次被天子征召的经历。第一次是隋文帝当政，以国子博士征召，他没有接受。太宗初年，又召他去京师，此时他虽已年老，但是听视聪瞭，唐太宗慨叹说："真是有道者！"想授官给他，他又一次拒绝了。到了唐高宗李治显庆年间，再次召见他，授他谏议大夫官职，他还是坚决推辞。这在别人看来是人生最大的荣耀，是千载难逢的喜事，他却坦然处之，始终隐居在民间。

人们称孙思邈为"苍生大医"，不仅仅是因为民间流传下来的那些生动有趣的医案故事，更源于他对"医"深刻的认识与理解。孙思邈对于疾病有着非常积极的态度。"唐初四杰"之一的大诗人卢照邻曾患久治不愈的风痹之症，就去请教孙思邈："高医愈疾奈何？"孙思邈回答说，自然界有春夏秋冬四季与金木水火土五行，以及寒暑的交替变化。阴阳和而为雨，不合为风，凝结为霜为雪，张弛为霓为虹，这是自然界的正常规律；人有四肢五脏，一醒一睡，呼吸往来，流注为荣卫之气，表现为不同气

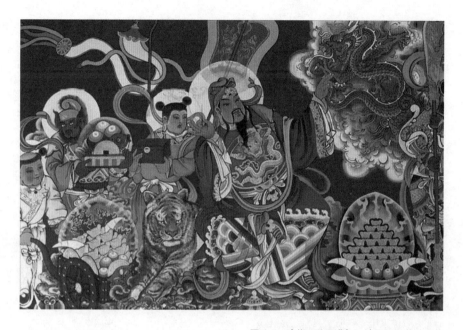

图5-9 《药王孙思邈》，壁画，梁荔叶及其
弟子描绘，河南洛阳市关林镇（聂鸣/摄）

图中药王孙思邈坐在猛虎脊背之上，左
手伸开处是一条盘龙，是为"龙虎护法"。

色，发出各种声音，这是人的正常规律。阳用其形，阴用其精，天人所同
也。阳气通过事物的具体形状发挥作用，阴气通过事物的精微物质发挥作
用，这是自然界与人相同的；失去规律就会出现如阳气亢盛、阴气闭塞；
气血凝结出现瘤赘，气血下陷产生痈疽；气乱而喘咳困乏，血枯而形色憔
悴，表现在面容上，发作于形体中。天地也是如此：五星进退失常，彗星
飞流天空，这是自然界出现的危急病情；寒暑交替不按时节，是自然界的
阳气亢盛、阴气闭塞；石块林立，土坡涌起是自然界的瘤赘；大山崩裂，
土地塌陷，是自然界出现的痈疽，急风暴雨使它急促地喘息困乏，河流枯
涸使它憔悴枯槁。（图5-9）

113

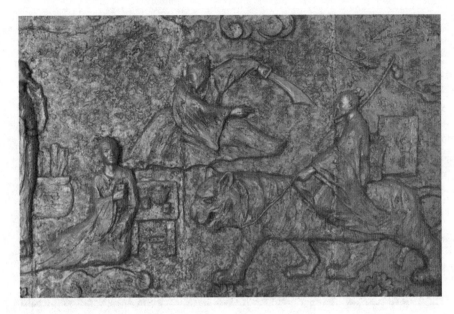

图5-10 "药王孙思邈骑虎行医"故事浮
雕，河南济源市博物馆（聂鸣/摄）

　　这一段精彩的回答，紧紧把握中医的整体观，以天理喻人身，形象生
动地说明人体产生疾病的原因。指出人体出现种种病变，就和自然界出现
种种灾害一样，没有什么可大惊小怪的。孙思邈还以治国喻治病，提出了
"高医导以药石，救以砭剂；圣人和以至德，辅以人事，故体有可愈之
疾，天有可振之灾"的明确理念。正是在这种唯物辩证的思想指导下，他
才能不断钻研医术、不断实践，以自己精湛的医术治愈病人。（图5-10）

　　他提出作为医生要"心小、胆大、行方、智圆"。所谓"心小"就是
对待疾病要像"如临深渊，如履薄冰"一样谨慎；所谓"胆大"就是治起
病来要像"赳赳武夫，公侯干城（御敌的依靠）"那样果断勇敢；所谓
"行方"就是行为端正不违礼义；所谓"智圆"就是发现疾病的细微征
兆，立即行动，绝不拖延。他还围绕医生的品德，作了精辟详细的阐述，

就是技术要"精"，品德要"诚"。要做到技术精，就必须"博极医源精勤不倦"——深入广泛研究医学原理，好学不倦。要做到品德诚，就要"普同一等，皆如至亲之想"——对待病人要一视同仁；对"患疮痍、下痢、臭秽不可瞻视"的病人，"不得起一念蒂芥之心"——不能嫌弃病人；要"详察形候，纤毫勿失，处判针药，无得参差"——治病要严谨认真，诊断精确，药方准确，一丝一毫不得马虎；还要做到不"道说是非，议论人物，炫耀声名，訾毁诸医，自矜己德"——谦虚谨慎，尊重同行，不贬低别人，抬高自己；做到"人不得持己所长，专心经略财物"——不可凭借自己一技之长，谋求病人的钱财等等。他把这些要求全部写在自己的著作《备急千金要方》当中。孙思邈对医生提出的这些要求已经涉及我们今天有关医生的素养、道德准则、职业规范的各个方面。可以说孙思邈是医学伦理学的奠基者和创始者。(图5-11)

著名剧作家田汉曾在药王山留下诗一首："岩上宫墙下戏场，山南山北柏枝香。千金方使万人活，箫鼓年年拜药王。"不仅表达了人民对这位苍生大医的热爱与敬仰，也说明了称他为"苍生大医"的原因。

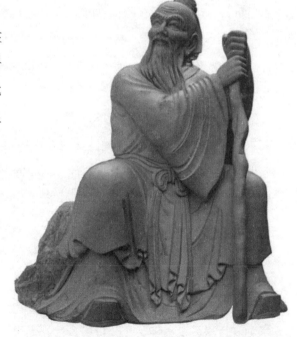

图5-11 药王孙思邈塑像，河南修武县云台山茱萸峰（尤亚辉/摄）

▌ 徐大椿甘愿抵命

清朝民间流行一种叫"道情"的说唱艺术形式，由于语言通俗浅白，说唱朗朗上口，很受欢迎。下面就是一首关于行医的道情：

"叹无聊，便学医。唉！人命关天，此事难知。救人心，做不得谋生计。不读方书半卷，只记药味几枚。无论臌膈风劳，伤寒疟痢，一般的望闻问切，说是谈非。要入世投机，只打听近日行医。相得是何方何味，试一试偶尔得效，倒觉稀奇。试得不灵，更弄得无主意。若还死了，只说道药不错，病难医。绝多少单男独女，送多少高年父母，折多少壮岁夫妻。不但分毫无罪，还要药本酬仪。问你居心何忍！王法虽不及，天理实难欺！若果有救世真心，还望你读书明理。做不来，宁可改业营生，免得阴诛冥击！"

这是清朝一代名医徐大椿（1693—1772）写的"道情"。全篇围绕作为一个医生应具备怎样的道德品质展开，矛头直指那些不学无术，轻忽生命与健康，甚至以病试药的庸医。从道德的层面上抨击了他们"绝多少单男独女，送多少高年父母，折多少壮岁夫妻"的罪行，告诉我们"救人

心，做不得谋生计"，从而说明医生这一职业的高尚与神圣。由这首道情我们不难想象出作者是怎样一位医生。（图5-12）

相传徐大椿相貌非凡，修长的身材，宽阔的脑门，音声洪亮如钟，晚年白须飘逸，一看便知是一个奇异的人。他隐居在洄溪家中，矮屋百椽。屋前有画眉泉，小桥流水，松竹茂盛。登楼则太湖奇峰鳞罗布列，就像儿孙们围绕侍奉着一样。徐大椿遨游其间，远远望去就像仙人在天边。

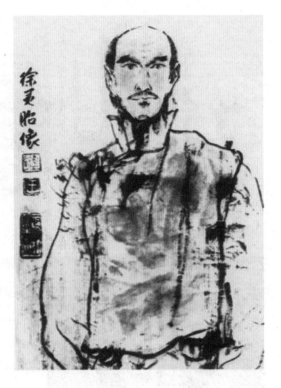

图5-12 徐大椿像

据清代文学家袁枚先生写的《徐灵胎先生传》，徐大椿是江苏吴江人，字灵胎，晚年自号洄溪老人。他生有异禀，聪颖过人，凡天文、地理、算数、音律，以至舞刀弄枪、用兵布阵，没有不广泛研究的，尤其精于医学。他曾写过一篇《用药如用兵论》，文中以用兵之法喻治病之法，说得详尽而生动。因此，对于徐大椿的医术，袁枚是这样评述的："每视人疾，穿穴膏肓，能呼肺腑与之作语。其用药也，神施鬼设，斩关夺隘，如周亚夫之军从天而下。诸岐黄家目瞪心骇，帖帖折服，而卒莫测其所以然。"这段话通过两个比喻道出了徐大椿医技之精妙，一是看病时犹如和

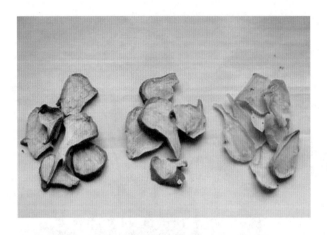

图5-13 附子

附子，毛茛科植物黄花乌头的块根。性温，味辛、甘，有毒。

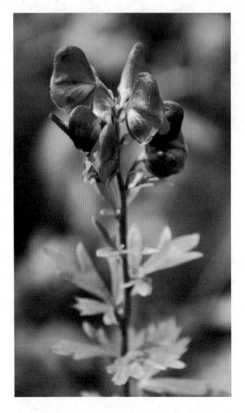

肺腑直接对话一样，对辨证的把握准确无误；一是用药像汉代名将周亚夫用兵那样，神出鬼没，所向披靡，所以能药到病除。难怪与他同时期的医生虽对此瞠目结舌，佩服得五体投地，却始终不知其原因。

在《洄溪医案》中还有这样一个故事：

毛履和的儿子毛介堂在酷暑之天，汗出不止，脉象微弱，四肢冰冷，面红气短。由于有出汗、面红的症状，又是暑热天，别的医生都认为是热症，多用寒凉药物治疗。徐大椿看后却说："这病马上就要亡阳，立即给

图5-14 附子，云南昆明植物园（杨兴斌/摄）

图5-15 石膏（许旭芒/摄）

石膏别名白虎，性寒，味辛，与知母、粳米、炙甘草一起可熬制《伤寒论》中的"白虎汤"。

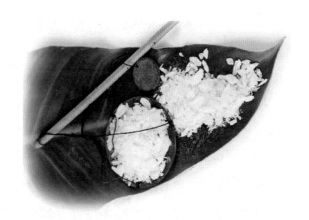

他喝'人参附子汤'来挽救体内阳气。"因为人参附子汤是热药且药性很猛，徐大椿的治法与其他医生截然相左，毛介堂的父亲面呈难色，不知是否应该听他的话。徐大椿斩钉截铁地说："因为我们是好友，所以不忍心坐视你儿子死去，人哪有不自信而拿病人做尝试的道理！治错了我甘愿以死偿命。"正是这"以死抵命"的自信，才使病人喝了徐大椿开的汤药。结果一服药下去病人汗出停止，体温恢复，安然入睡，再调换药方，不到10天病即痊愈了。从这个故事中我们可以看出徐大椿"穿穴膏肓，能呼肺腑与之作语"的高超医技，他"斩关夺隘，如周亚夫之军从天而下"之自信果敢以及"甘愿抵命"的负责态度。（图5-13）（图5-14）

在袁枚的笔下还有这样一段故事：芦墟迮（zé）耕石病卧床上6天不吃不语，但目光炯炯有神，向前直视。徐大椿看了说："这是阴阳相搏之症啊。"先用了一剂药，一会儿，迮耕石双目能闭，也能言语了。再用汤药，他竟一跃而起，病症全无。他回忆说："我病危的时候，看见红黑两个人缠绕我作祟，忽然黑人被雷霆震死。一会儿，红人又被白虎衔走，这是什么征兆啊。"徐人椿笑着说："雷震就是我开出的汤药附子霹雳散，白虎就是我投用的天生白虎汤啊！"这个记载借用梦境，以雷震、白虎为喻，点出当时徐大椿所用的药物，反映了他神奇的医术。（图5-15）

　　徐大椿一生最令人惊叹羡慕的是"两蒙圣天子蒲轮之征，巡抚司道到门速驾"，即皇帝曾两次派出专车征召他入京。第一次是在他将近60岁时，文华殿大学士蒋文恪患了重病，皇帝在国内遍求名医，大司寇秦蕙田第一个推荐的就是徐大椿。来到京城以后，徐大椿看了蒋文恪的病，如实向皇帝奏明病已经不能医治。这种实事求是的态度和诚实的品质让圣上十分赞赏，就想留他在京城效力，但徐大椿坚决请求回归田里。第二次是20年之后，因皇帝宠幸的宦官有病，圣上再次召他到京城看病。当时徐大椿已经79岁高龄，自感年老体衰，未必能活着返回故乡，就叫他的儿子载着棺材和他同往京师，结果到了京城三天就去世了。这令圣上十分感叹惋惜，于是赐予金银，命他的儿子扶着棺材返回故里。

　　徐大椿一生著述颇丰，为我们留下了《难经经释》《伤寒论类方》《医学源流论》《医贯砭》《神农本草经百种录》《慎疾刍言》《兰台轨范》等多部著作。今天，人们在盛赞他时不仅仅是称道他的医术，更认为他品德高尚，是"据于德而后游于艺者"，所以治起病来"得心应手"。

▌ 勇于创新的刘完素

《四库全书总目提要》说："儒之门户分于宋，医之门户分于金元。"中国医学发展经过了盛唐的辉煌和宋代的普及之后，金元时期，第一次形成了医学流派百家争鸣、百花齐放的局面，而"金元四大家"的刘完素、张从正、李杲、朱震亨是当时最具代表性的医家，并各自创立了学派。其中刘完素名冠于四大医家之首，也是中医寒凉学派的创始人。

（图5-16）（图5-17）

刘完素，字守真，号河间居士。约生于宋大观四年（1110），卒于金承安五年（1200），是金代河间人，所以后人尊敬地称他为"刘河间"。他幼年时家境贫寒，三岁时全家迁居河北省河间县。其母患病，因家贫，三次请医均不至，最后其母因延误治疗而亡，刘完素自此立志习医。

刘完素酷爱医书，却"千经百论，往往过目无所取"，认为大多数医书都是些不高明的理论。唯独对《素问》一节"朝勤夕思，手不释卷，三五年间，废寝忘食"。为了读懂其中深刻的道理，他常常澄神安坐，精研深思。一日，寤寐之间恍惚进来两个道人，送给他一小盏美酒，奇怪的

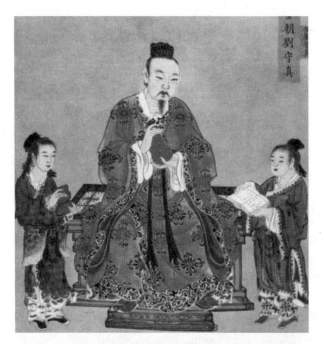

图5-16 刘完素像

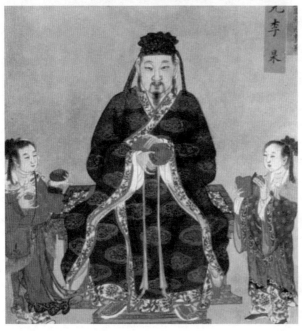

图5-17 李杲像

李杲，"金元四大家"之一，"脾胃学说"创始人，代表作有《内外伤辨惑论》《脾胃论》和《兰室秘藏》等。

122

是总饮总有。当他惊醒过来时，犹觉面赤酒香，但并无道人。此后医经中的疑难他一读就懂，而《素问》也成为刘完素一生主要研究的著作和学术的指南。那壶总饮总有的酒，也许就象征着《素问》中有取之不尽、用之不竭的精妙理论吧！（图5–18）

图5–18 《黄帝内经·素问》，书影，北京孔庙国子监内的孔子文化展

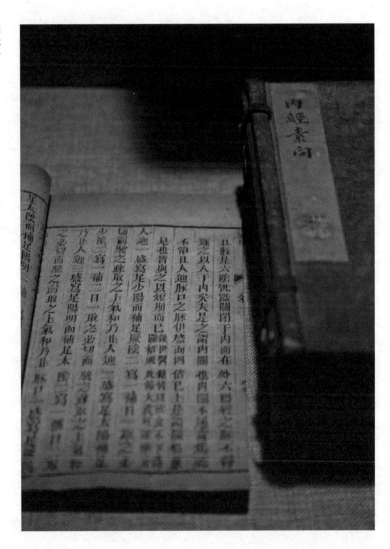

刘完素生活的河间地区，当时正是金人进攻中原的主要战场之一，天灾肆虐，疫病横生。可是人们却常常沿袭宋时用药的习惯，仍用《太平惠民和剂局方》（下称《局方》）中的药物治病，正可谓"官府守之以为法，医门传之以为业，病者持之以立命，世人习之以为俗"，医家很少自己辨证处方，常常不辨寒热虚实便投以《局方》。然而《局方》之中用药多偏温燥，热病若再用《局方》之药治疗，结果是误治连连，疗效适得其反。

这时唯有刘完素勇于创新，提出"火热论"的观点。他在认真研究《素问》中关于"热病"的论述后，把《素问》中关于火热病致病原因的内容摘选出来，加以阐释，这就是著名的《病机十九条》。他总结出"六气皆从火化"的观点，认为"风、寒、暑、湿、燥、火"六气都可以化生火热病邪，治病必须先明此理，才能处方用药。他结合北方环境气候特点及民众饮食醇厚、体质强悍的特性，提出了使用寒凉的药物来治疗当时横行肆虐的传染性热病，主寒凉攻邪，取得了很好的疗效。他自己创制的凉隔散、防风通圣散、天水散、双解散等，都是效验颇佳的著名方剂，至今仍被广泛应用。因为他一反当时流行的用药温燥的习惯，使用"寒凉"的用药方法治好了许多病人，所以人们称他"寒凉派"。（图5-19）（图5-20）

刘完素医术高明，门前求医者车水马龙。一次，他在路上见到一家人正在发丧，得知是产妇难产致死，可他见到棺中有鲜血淌出，说明人还没有死，他便令人放下棺材，马上开棺诊治。他在产妇的涌泉穴等穴位扎了几针，妇人竟然苏醒了，再针合谷、至阴等穴，胎儿竟然顺利产下，病人家属看他就宛如见到神仙下凡。

刘完素为人谦谨，能虚心听取意见。据《金史》记载，刘完素曾患伤寒8日，头痛脉紧，呃逆不食，不知应该怎样去治。这时张元素来给他看病，他却面壁不看。张元素说："何见待之卑如此哉！（你为什么这样看不起我呢！）"执意立刻为他诊脉，说："从脉象上看你是某某病。"刘

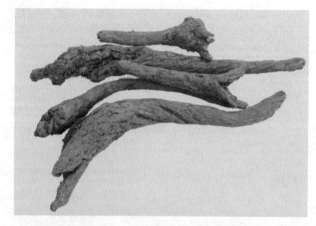

图5-19 黄芩（许旭芒/摄）

药材黄芩为唇形科植物黄芩的根茎，性寒，味苦，有清热、凉血、解毒等功效。

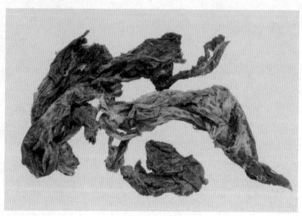

图5-20 昆布（许旭芒/摄）

昆布为藻类植物翅藻科昆布的藻体，性寒，味咸，具有软坚散结、消肿利水、润下消痰等功效。

完素说："是这样。"又问："当初是否服用了某方，且其中用了某一味药？"刘完素说："对。"张元素说："你错了。这味药性寒，下降走太阴，阳亡汗不能出。现在脉象如此，应当服用某药就有效了。"刘完素被他折服，立刻按照张元素说的去做，结果病就痊愈了。

中医理论能够不断向前发展，正是因为有一批又一批像刘完素这样的医生在实践中不断总结经验，在继承中勇于创新，才使这一古老的医术不断焕发青春，传承至今。

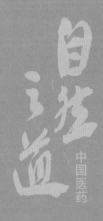

自語道 中国医药

6

养生的宝典

▌ 药补不如食补

俗话说："药补不如食补。"中医也认为"药食同源"。在中药里，许多天然动植物药，既可以作为人类饮食，又同时兼有治病的作用，两者之间并无绝对的界限。像我们日常生活中吃的粳米、赤小豆、龙眼肉、山楂、乌梅、核桃、杏仁、花椒、小茴香、南瓜子、蜂蜜等等，都是药食两用，既是营养丰

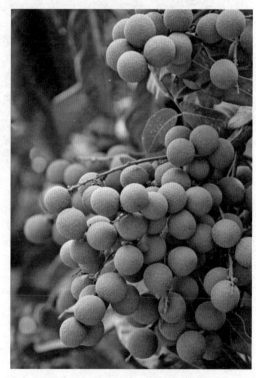

图6-1 龙眼（杨兴斌/摄）

龙眼又称桂圆，明李时珍曾有"资益以龙眼为良"的评价，龙眼营养丰富，果肉除鲜食外，还可烘干制罐头或加工成龙眼膏。

127

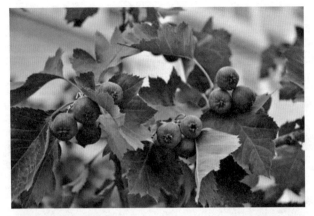

图6-2 山楂（杨生/摄）

山楂别名山里果、山里红、红果等，性温，味酸、甘，有消食健胃、活血散瘀，化痰行气之功效。

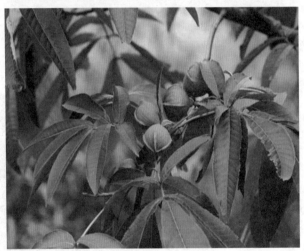

图6-3 核桃，浙江临安天目山（alchemist/摄）

核桃又称胡桃、羌桃，性温，味甘，有健胃、补血、润肺、养神等功效。核桃既可以生食、炒食，也可以榨油、配制糕点、糖果等。

富、美味可口的食物，也是有良好治病效果的中药。《红楼梦》第八十回记载这样一件事，贾宝玉到天齐庙去烧香还愿，问庙中卖膏药的王道士有没有治女人"嫉妒病"的方子。王道士说："这贴炉的膏药倒没经过，有一种汤药，或者可医。""这叫做'疗妒汤'：用极好的秋梨一个，二钱冰糖，一钱陈皮，水三碗，梨熟为度，每日清晨吃这么一个梨，吃来吃去就好了。"这虽然是临时凑趣诌出来的笑话，却告诉了我们梨的妙用。梨是秋冬之际最常见的水果，也是润肺化痰的中药。在"疗妒汤"中，梨性甘、寒、微酸，能润肺清心、化痰止咳；冰糖性甘平，补中益气，和胃润肺，止咳化痰。而陈皮性苦、辛而温，能泄能散，理气燥湿，健脾和中。方子中这三味平淡之品虽不能真的治疗嫉妒病，但善妒之人易积内火，而梨和冰糖有凉润心肺之火的作用，只不过性甘寒，久服不免生湿，所以再配以燥湿之陈皮。这种配伍精良的食方中医中有很多，都是长服久服，有益而无害的。（图6-1）（图6-2）（图6-3）

梨的药用，在《名医别录》《备急千金要方》中都有记载，《食疗本草》也说："胸中痞塞热结者，可多食好生梨即通。"《本草纲目》说："梨处处皆有，而种类殊别，医方相承，多用乳梨、鹅梨……俱为上品，可以治病。"冰糖蒸梨是我国传统的食疗补品，可以滋阴润肺，止咳祛痰，对嗓子具有良好的润泽保护作用。把梨洗净，去皮，切成块，在锅中加入少量的水，没过梨即可，把梨放进去，大火烧开。然后加入冰糖，改中火，冰糖完全溶化后改小火炖20分钟，关火，就做成了。又像"雪梨萝卜汤"，把雪梨去皮，洗净切片，萝卜洗净切片，同放于砂锅中，加清水大火烧开后，加入冰糖，煮至酥烂，可用于热病初期，治口舌生疮，口腔糜烂。（图6-4）

食补在中国有着悠久的历史。早在

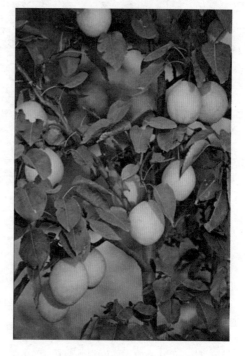

图6-4 梨（郭建设/摄）

蔷薇科植物梨树的果实，有润肺清心、清痰止咳、退热解毒的功效，还有利尿润便的作用。

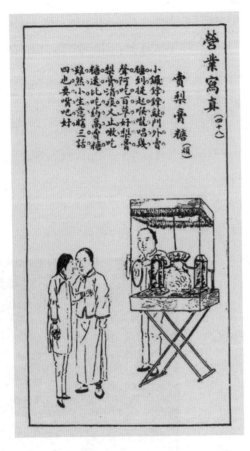

图6-5 清代营业写真：卖梨膏糖

《素问·五常政大论》里就说："大毒治病，十去其六；常毒治病，十去其七；小毒治病，十去其八；无毒治病，十去其九。谷肉果菜，食养尽之，无使过之，伤其正也。"文中所说的"大毒""常毒""小毒"指的都是药物，古人把"药"称为"毒药"。而"谷肉果菜，食养尽之"，则指的是食补或食疗。还有《素问·藏气法时论》里的"五谷为养，五果为助，五畜为益，五菜为充"，更进一步说明了谷物、水果、蔬菜、肉类的不同食养作用。唐代孙思邈在《备急千金要方》食治篇说："夫为医者，当须先洞晓病源，知其所犯，以食治之。食疗不愈，然后命药。"也谈及了食疗的作用。以后像《食疗本草》《食性本草》等都系统记载了一些食物药及药膳方。宋代的《圣济总录》专设食治一门，介绍各种疾病的食疗方法。元代太医忽思慧编撰的《饮膳正要》，对常人的饮食作了很多的论述，是我国现存第一部完整的饮食卫生和食疗专书，也是一部颇有价值的古代食谱。明代李时珍的《本草纲目》收载了谷物、蔬菜、水果类药物几百种，都可以食疗使用。（图6-5）（图6-6）

130

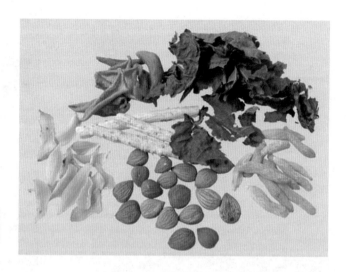

图6-6 清燥润肺茶原料：百合、沙参、杏仁、麦冬、桑叶、雪梨皮

　　食补兼有"养"和"疗"两方面的作用，最大优点就是"有病治病，无病强身"。近代医家张锡纯在《医学衷中参西录》中曾指出：食物"病人服之，不但疗病，并可充饥；不但充饥，更可适口，用之对症，病自渐愈，即不对症，亦无他患"。在食补中首先要做到"食不偏嗜"，也就是饮食要多样化，合理地搭配粗细、荤素，并不是只吃"膏粱厚味"就好。中医以五味概括各种食物及其特点，认为各种食物的摄取都不能有偏；如果长期偏食，就会影响正常生理状态甚至生发疾病。所以《黄帝内经》说：五味之中的酸味太过，就会肝脏津液过盛，脾气就会灭绝；咸味太过，就会腰部大骨受伤，肌肉短缩，心气抑郁；甜味太过，就会气喘胸闷，面部色黑，肾气失去平衡；苦味太过，就会脾不濡润，胃部胀满；辛味太过，就会筋脉纵弛废坏，精神耗伤而尽。还说：吃咸味的东西过多，就会血脉凝涩不畅而面色发生变化；吃苦味的东西太多，就会皮肤枯槁而汗毛脱落；吃辛味的东西过多，就会筋脉拘急，指甲不润泽。（图6-7）（图6-8）

（图6-9）（图6-10）

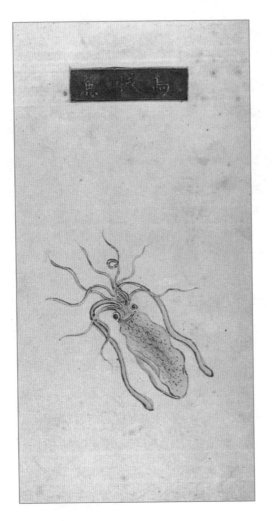

图6-7 乌贼

又称墨鱼、墨斗鱼，不但味鲜美
爽口，还是一种高蛋白低脂肪滋补食
品，具有较高的营养和药用价值。

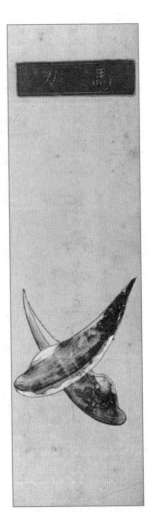

图6-8 马刀

又名马蛤，《神农本草经》
记载其主治瘿瘤、痰饮、淋
病、吐血、衄血、眩晕、耳鸣等。

其次要做到饮食有节。饮食适度，是保证合理膳食的重要内容之一。
《黄帝内经》说，饮食"勿使过之，伤其正也"，又说"饮食自倍，肠胃
乃伤"。对于饮食营养过于丰盛造成的严重后果，《寿世保元》指出：

132

图6-9 百合

百合是百合科百合属多年生草本球根植物，性微寒平，具有清火、润肺、安神的功效，其花、鳞状茎均可入药，是一种药食兼用的花卉。

图6-10 木耳

木耳别名黑木耳、光木耳。木耳中铁的含量极为丰富，常吃木耳能补血养颜，令人肌肤红润，容光焕发，并可防治缺铁性贫血。

"恣口腹之欲，极滋味之美，穷饮食之乐，虽肌体充腴，容色悦泽，而酷烈之气，内蚀脏腑，精神虚矣！"那么，怎样才算是做到饮食有节呢？《饮膳正要》概括得最准确最精练："善养性者，先饥而食，食勿令饱；先渴而饮，饮勿令过。食欲数而少，不欲顿而多。"也就是说，在我们感到饥饿之前先吃，一次不要吃得太饱；在我们感到口渴之前先喝水，一次不要饮得太多。每天吃饭的次数可以多一点，但每次吃的要少，不要次数少却每顿饭吃得过多。古人的这些论述，至今对我们特别是对老年人仍有教益。

一静一动皆养生

中医养生历史悠久，内容丰富，是中国传统文化的瑰宝。早在2000多年前的《黄帝内经》中就说："恬淡虚无，真气从之，精神内守，病安从来？"明确提出了养生应注重修养精神的思想。中医养生以培养生机、预防疾病、争取健康长寿为目的，内容丰富多彩，技法浩繁多样，于一静一动当中皆蕴含着养生的道理。

中医养生主张"适四时"，也就是要顺应春夏秋冬四季气候的变化。《素问·四气调神大论》就提出了春季"养生"、夏季"养长"、秋季"养收"、冬季"养藏"的思想，也就是春生、夏长、秋收、冬藏。人们在春季要"夜卧早起，广步于庭，被（披）发缓形，以使志生"；在夏季要"夜卧早起，无厌于日，使志无怒，使华英成秀，使气得泄"；在秋季要"早卧早起，与鸡俱兴，使志安宁，以缓秋刑，收敛神气"；在冬季要"早卧晚起，必待日光，使志若伏若匿，若有私意，若已有得，去寒就温"等等，人生活于自然之中，与大自然和谐一体，顺应季节气候是中医养生最重要的内容。《吕氏春秋》也说养生在于"去害"，这个害，就是

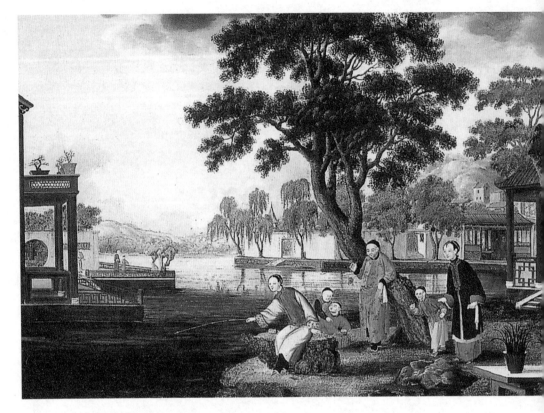

图6-11　19世纪绘画，夏天，一家人去湖边垂钓，与大自然亲密接触，调节心情，愉悦身心

中医所说的"非其时而有其气"的大寒、大热等反常气候。（图6-11）

　　中医养生提倡"悦情志"，也就是要调节自己的情志变化，保持精神愉悦。所谓情志指的是喜、怒、忧、思、悲、恐、惊七种情志变化。七情分属于五脏。《素问·阴阳应象大论》说："人有五脏，化五气，以生喜、怒、悲、忧、恐。"心在志表现为喜，肝在志表现为怒，脾在志表现为思，肺在志表现为悲（忧），肾在志表现为恐（惊）。本来七情是人体对客观外界事物和现象所作出的不同反映，一般不会致病。只有突然强烈

的情绪波动，如狂喜、盛怒、骤惊、大恐等才会导致疾病的发生；或者七情持续时间过久，也会伤人致病，如生活工作环境不理想、天灾人祸降临、经济状况变迁、家庭亲人离散等等。这时七情会直接影响有关脏器而发病，因病由内而生，又称"内伤七情"。

调节情志的方法很多：可以养静藏神，《素问·痹论》说"静则神藏，躁则消亡"，"静"就是保持心境的安宁、愉快；可以动形怡神，通过散步、慢跑等体育锻炼，促进气血流畅，焕发精神；可以移情易性，转移不良情绪，如通过欣赏音乐、读书吟诗、种花垂钓、琴棋书画恢复愉悦平和的心境。南朝医家陶弘景在《养生延寿录》中提出："养性之道，莫大忧愁大哀思，此所谓能中和，能中和者必久寿也。""能中和"就是使情志调达顺畅。（图6-12）（图6-13）

中医养生重视"常运动"，认为人是有机的整体，经常运动会精力充沛，身体健壮。早在汉代，华佗就提出"人体欲得劳动，但不得使极尔。

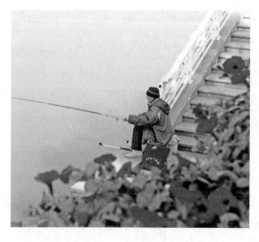

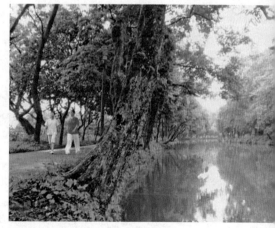

图6-12　一位退休老人在天津海河亲水平台上享受垂钓的快乐（李胜利/摄）

图6-13　散步的路人，广西桂林兴安县灵渠公园（黄焱红/摄）

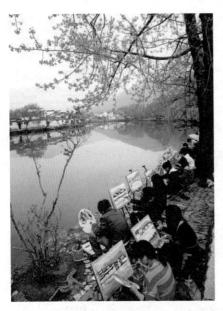

图6-14 作画的青年，安徽黟县宏村（靖艾屏/摄）

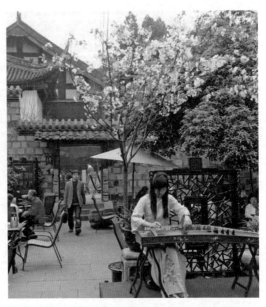

图6-15 茶馆里弹古筝的女子，四川成都锦里古街（黎明/摄）

动摇则谷气得消，血脉流通，病不得生"。华佗所说的"劳动"就是今天所说的运动，为此他还编了五禽戏，这五禽是虎、鹿、熊、猿、鸟。身体不畅快的时候，只要做一禽之戏，就会汗出浸润，身体轻便，腹饿欲食。孙思邈在《备急千金要方》中也说："养性之道，常欲小劳，但莫大疲及强所不能堪耳。"他们在提醒人们经常活动筋骨以祛病延年的同时，也指出了一个必须注意的问题，就是运动要适量，不要使身体过度疲劳。（图6-14）（图6-15）

中医养生强调"戒私欲"，也就是要求人具有高尚的情操，能净化思想、纯洁灵魂。孟子说"养心莫善于寡欲"。三国时期的嵇康在《养生论》里也说善养生者"清虚静泰，少私寡欲"，因为知道追逐名利地位会伤害品德的修养，所以放弃而不去谋求；认识到鱼肉厚味会伤害身体，所以放弃而不去吃它。又说要思想开朗无忧虑，心神安静无杂念。孙思邈

138

图6-16 "竹林七贤"雕塑，
四川宜宾蜀南竹海忘忧谷（黄
金国/摄）

图中抚琴者为嵇康。嵇康
是三国魏末文学家、思想家与
音乐家，竹林七贤之一。除了
在文学、音乐及哲学思想上造
诣颇深外，嵇康还喜欢钻研养
生之道。

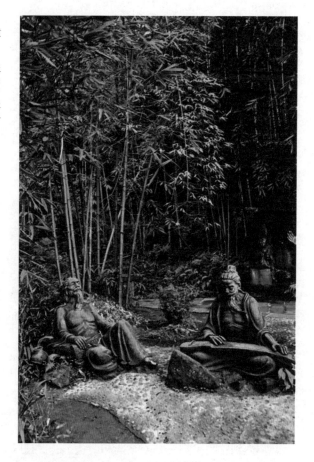

也说："人不终眉寿，或致夭殁者，皆由不自爱惜，竭情尽意，邀名射
利。"故善养生者"勿汲汲于所欲"，"且起欲专言善事，不当先计较钱
财"。（图6-16）

中医养生的理念还有很多，像对性生活要有节制，可以适当喝一些
药酒等等。总之，中医的养生是以顺应自然为核心，德、形、神三者兼
顾，即品德修养、身体锻炼与心理健康三者不可缺一，而且要"守之以
一"——坚持长久。这些集中体现了中医养生的智慧与成就。

▎ 五禽戏与运动养生

《吕氏春秋·尽数》上说："流水不腐，户枢不蝼，动也。"这句话的意思是说流动的水不会发臭变质，经常转动的门轴不会腐烂，比喻经常运动的东西不易受到侵蚀，可以保持长久不坏。中医认为人的身体也是如此，"形不动则精不流，精不流则气郁"。因此，中医主张运动，通过形体、筋骨的活动，使周身经脉贯通，营养整个机体，从而百脉通畅，脏腑谐调，达到"阴平阳秘"的平衡和谐状态，保持旺盛的生命力。

在运动养生、预防疾病中最有代表性的就是五禽戏、导引、八段锦、太极拳、易筋经等。据说"五禽戏"是汉代名医华佗发明的，由模仿5种动物的动作创编而成。《三国志·魏书·华佗传》记载："吾有一术，名五禽之戏。一曰虎，二曰鹿，三曰熊，四曰猿，五曰鸟；亦以除疾，并利蹄足。"发明五禽戏的目的就是通过肢体活动，从而达到祛除疾病，预防疾病的目的。五禽戏具有"外动内静""动中求静""动静兼备""刚柔兼济"的特点，每戏各有不同的要求。在练虎戏时要表现出虎的威武勇猛神态，做到柔中有刚，刚中有柔；练鹿戏时要体现鹿的静谧恬然之态；练

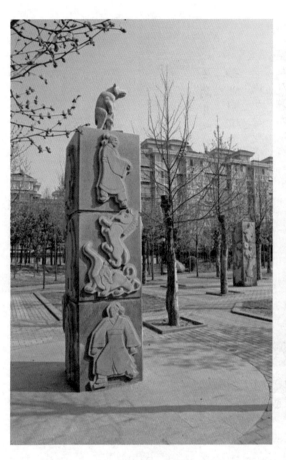

图6-17 五禽戏,雕塑,河南许昌五禽戏
乐园(聂鸣/摄)

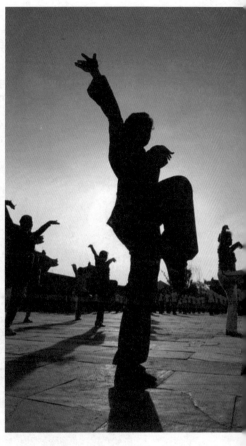

图6-18 演练华佗五禽戏的市
民,安徽亳州花戏楼广场(张延
林/摄)

熊戏时要在沉稳之中寓有轻灵,将熊的剽悍之性表现出来;练猿戏时要仿
效猿敏捷灵活之性;练鸟戏时要表现鸟展翅凌云之势,将形神融为一体。
经常练五禽戏可以活动关节,健腰强肾,疏肝健脾,补益心肺。(图6-17)(图
6-18)

　　气功也有悠久的历史,但在古籍记载中很少见到"气功"二字,有关

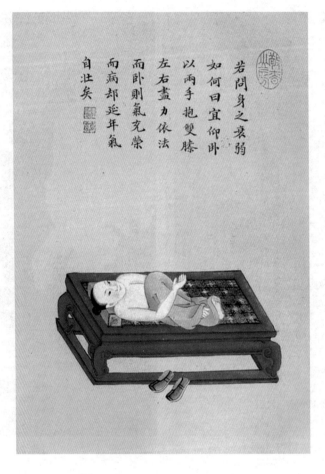

图6-19 《导引图》，马王堆汉墓帛书

《导引图》是1974年湖南长沙马王堆三号汉墓出土，现存最早的一卷保健运动的工笔彩色帛画，为西汉早期作品。图中是治衰弱的导引式。

气功的内容通常被称为吐纳、导引、行气、服气等等。它是通过调神的自我锻炼，使自身气机变得协调的一种锻炼方法。国外常把"气功"译为"深呼吸锻炼法"，这是对气功的真谛尚未了解。实际上气功的锻炼包括呼吸、体势、意念三类手段，在调心、调身、调息的过程中要求做到：放松自然、意气相随、养练结合、动静结合、循序渐进、因人而异、持之以恒。古代气功一般划分为儒、医、道、释、武术五大派。儒家气功以"修身养气"为目的；道家气功讲究"身心兼修""性命双修"等；佛家气功要求"炼心"以求精神解脱；武术气功主要为了锻炼身体和提高技艺；而医家气功则以防病、治病、保健强身为宗旨。（图6-19）（图6-20）（图6-21）

"八段锦"，顾名思义，是一套由8节动作编排而成的功法。"锦"本来是一种丝织品，柔和亮丽。人们常说的"锦上添花""繁花似锦"，都是用它来形容美好漂亮的东西。把健身的功法命名为"八段锦"首先就给人以柔美的感觉。八段锦之名，最早见于北宋洪迈《夷坚志》，其文曰："政和七年（1117），李似矩为起居郎……似矩素于色简薄，多独止于外舍，仿方士熊经鸟伸之术，得之甚喜……尝以夜半时起坐，嘘吸按摩，行所谓八段锦者。"八段锦（站势）是由两臂上举，单臂上举，马步左右开弓，头部左右旋转，摇头摆臀，弯腰两手攀足，马步左右出拳，足跟上提等8个动作组成，是古代养生导引术

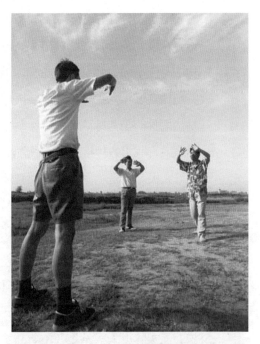

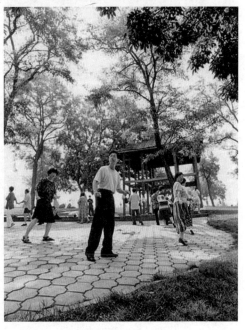

（上）图6-20　清晨练气功的男子，河南洛阳（萧律/摄）

（下）图6-21　公园内练气功的人们（刘峰/摄）

的一个重要分支；在宋代形成多个派别，有曾誘八段锦、钟离八段锦、窦银青八段锦多套；在明清得到充分发展，有各种歌诀同时流传。由于这套功法动作全面，具有简单易学、上口易记、医疗保健功效显著的特点，又特别适宜老年人练习，因此传播广泛，影响深远。八段锦的体势有坐势和站势两种。坐势练法恬静，运动量小，适于起床前或睡觉前锻炼。站势运动量大，适于各种年龄的人锻炼。

太极拳也是中医传统的健身运动之一。它吸收了明代各家拳法之长，特别是戚继光的三十二势长拳，又结合了古代导引、吐纳之术，并吸收了中国古代的阴阳学说和中医经络学说，讲究意念引导气沉丹田，心静体松，重在内壮。

关于太极拳的起源，大致有唐朝许宣平，宋、明朝张三丰（据传张三丰活了212岁，是历史上罕见的长寿之人）和清朝陈王廷和王宗岳等不同说法。而实际上太极拳是在不断开发、总结前人成果，整理、创新而成的，并非一人所创。（图6-22）

太极拳的运动特点是中正安舒、轻灵圆活、松柔慢匀、开合有序、刚柔相济。动如"行云流水，连绵不断"，有音乐的韵律，哲学的内涵，美的造型，诗的意境。讲求"以柔克刚，以静待动，以圆化直，以小胜大，以弱胜强"，颇有《孙子兵法》的真谛，使人在练拳的享受中防治疾病，调养身心。太极拳有多种流派：陈式、杨式、孙式、吴式、武式以及武当等多种流派。为了便于在广大群众中推广，1956年我国在杨式太极拳的基础上，选取24式，编成"简化太极拳"，至今已盛行于国内外，深受人们的喜爱。（图6-23）（图6-24）

（右）图6-22 太极拳图谱，河南焦作市温县陈家沟（裴振喜/摄）

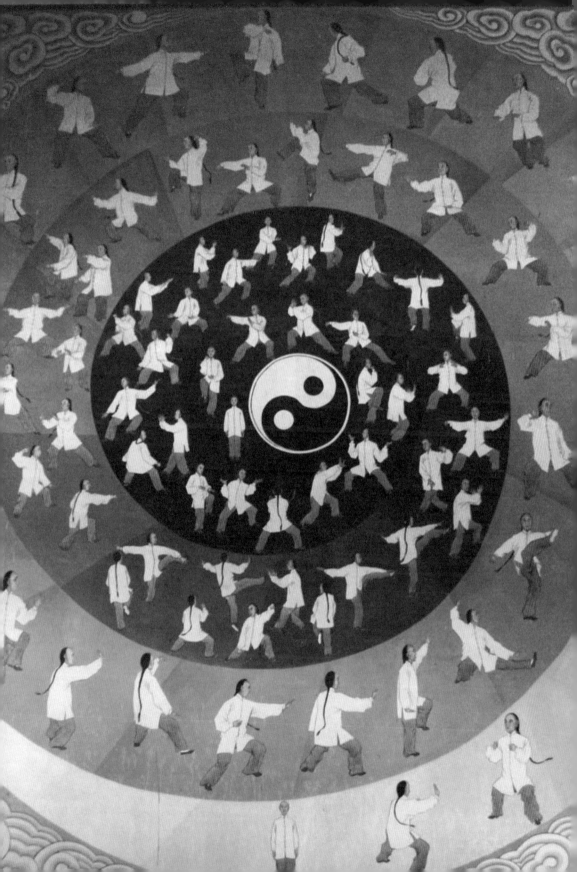

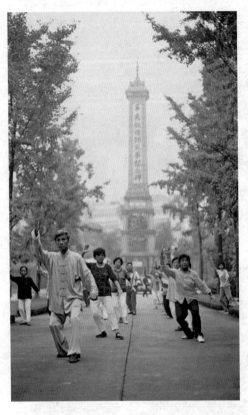

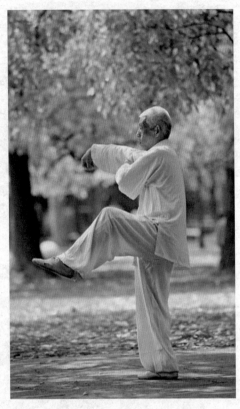

图6-23　人们在保路运动纪念碑前打太极拳，四川成都（王熙维/摄）

图6-24　一位白衣长者在公园里打太极，上海（刘伟雄/摄）

　　从"五禽戏"起，中医在预防医学，特别是在运动养生、预防疾病方面不断探索，不断推出人们喜闻乐见、易学易练的多种形式的拳法、功法，成为中医预防疾病、健体强身的一朵奇葩。

参考文献

[1] 李经纬.中国医学通史（古代卷）[M].北京：人民卫生出版社，2001.

[2] 司马迁.史记[M].北京：中华书局，1982.

[3] 刘安.淮南子（诸子集成本）[M].北京：中华书局，1986.

[4] 吕不韦.吕氏春秋（诸子集成本）[M].北京：中华书局，1986.

[5] 张灿甲.针灸甲乙经校注[M].北京：人民卫生出版社，1996.

[6] 班固.汉书[M].北京：中华书局，2000.

[7] 刘向.说苑[M].北京：中华书局，1987.

[8] 范晔.后汉书[M].北京：中华书局，2010.

[9] 龙伯坚.黄帝内经[M].天津：天津科学技术出版社，2004.

[10] 张仲景.伤寒论[M].北京：学苑出版社，2009.

[11] 张仲景.金匮要略[M].北京：学苑出版社，2008.

[12] 刘渡舟.伤寒论临证指要[M].北京：学苑出版社，1993.

[13] 张瑞贤.走进《本草纲目》之门[M].北京：华夏出版社，2006.

[14] 孙思邈.备急千金要方[M].北京：人民卫生出版社，1982.

[15] 许慎.说文解字[M].北京：中华书局，2009.

[16] 忽思慧.饮膳正要[M].北京：中国中医药出版社，2009.

[17] 刘昫.旧唐书[M].北京：中华书局，1975.

[18] 丹波元胤.中国医籍考[M].北京：学苑出版社，2007.

[19] 脱脱.金史[M].北京：中华书局，1975.

[20] 曹雪芹.红楼梦[M].长春：长春出版社，2006.

[21] 孙思邈.备急千金翼方[M].北京：人民卫生出版社，1982.